SCORPIO

GERTI SAMEL

SEX
DER
GLÜCKLICH
MACHT

Wie Mann und Frau
sich wieder göttlich lieben

SCORPIO

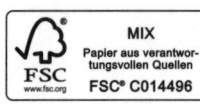

© 2013 Scorpio Verlag GmbH & Co. KG, Berlin · München
Umschlaggestaltung: © Guter Punkt, München
unter Verwendung eines Motivs von Thinkstock
Satz: BuchHaus Robert Gigler, München
Druck und Bindung: GGP Media GmbH, Pößneck
ISBN 978-3-943416-49-7

Alle Rechte vorbehalten.

www.scorpio-verlag.de

Inhalt

Neue Zeit – neuer Sex   10

Teil1: WIE ES IST   16

Der Sex, von dem wir träumen   24
Träume – und die Realität   26
Was passiert da gerade in unserer Gesellschaft?   31
Warum können wir sexuell nicht natürlich sein?   35
Die sexuelle Dauerverwirrung   37
Brauchen wir wirklich Abgründe?   43
Die Zeit für eine sexuelle Revolution ist – jetzt!   46
Wovon reden wir eigentlich?   48
Sexueller Overkill versus Lustflaute   52
Spiel mit, oder du bist raus   57
Diese erbärmlichen Sextipps!   59
Wie Körper beim Sex kommunizieren   66
Das Minenfeld zwischen Mann und Frau   68
Wie treu müssen wir sein?   71

Gegen Feminismus und für Weiblichkeit   75
Der Papst in unserem Kopf   79
Holen Sie Gott in Ihr Leben – machen Sie Sex!   85

Teil 2: WIE ES HEILT   87

Sexual healing   87
Beseelter Sex ist sexy!   90
Spirituelle Basics   92
Die Zeit des dunklen Sex ist vorbei   95
Schluss mit der Arroganz des Intellekts   97
Mit der Kunst der Entspannung fing alles an   99
Unsere Realität ist ein Mythos   104
Das Geheimnis des verbundenen Liebens   110
Sinnlich und übersinnlich lieben   117
Warum wir unsere Sexpartner gut wählen sollten   120
Ein Kurs in Selbstliebe   125
Sich selbst liebend lieben   130
Heute liebe ich meinen Taillenspeck   134
Gesundgekuschelt   140
Achtsam lieben heißt intensiv lieben – nicht heilig   143
Ein Lehrbeispiel für den offenen Geist   155
Entschleunigter Sex   159
Echtes *sexual healing*   163
Springen Sie in das neue Sexbewusstsein   174
Lebendig und bewusst statt stimuliert und erregt   176
Das Märchen vom nicht orgasmischen Sex   179

Teil 3: WIE ES UNS ERLEUCHET 181

Göttliches Lieben 181
Genitaler Sex kann nicht göttlich sein 185
Der göttliche Liebesatem 194
Die magische Kraft aus der Mitte 198
Raus aus der Ejakulationsspirale! 204
Die drei weiblichen Höhepunkte 207
Der göttliche kleine Tod 210
Ekstase – ein paradiesischer Ausnahmezustand 212
Wenn Shiva und Shakti sich küssen 220
Die eigenwilligen Wege der Kundalini 224
Auf der Erleuchtungsleiter 231
Sie sind göttlich 241
Gott und Göttin in Menschengestalt 245
Mein Aufruf, den Geschlechterkampf zu beenden 251
Wie Mann und Frau sich göttlich liebten 262

Einladung 265
Danke! 266
Literaturhinweise 268

Liebe Männer,

ich gehe davon aus, dass viele von Ihnen dieses Buch nicht selbst gekauft haben. Wahrscheinlich bekamen Sie es von Ihrer Frau, Ihrer Freundin oder Ihrer Freizeitgefährtin in die Hand gedrückt und wurden dazu verdonnert, es zu lesen.

Tun Sie es! Schon allein deswegen, weil Sie guten Sex mögen und ein souveräner Liebhaber sein möchten. Ich bin mir sicher, dass Sie hier Dinge erfahren, die Sie noch nie gehört haben. Oder hat Ihnen schon mal jemand gesagt, dass Sie bei dem Sex, den Sie praktizieren, weit unter Ihren Möglichkeiten bleiben? Na also.

Dabei ist dieses Buch kein Sexbrevier. Es geht auch nicht um die Steigerung Ihrer Manneskraft, sondern um eine sexuelle Horizonterweiterung, Es heißt ja immer, Sex fände im Kopf statt. Ich finde, das muss anders werden. Sex sollte vor allem in unseren Herzen und in unseren Körpern stattfinden. Wenn das passiert, werden Sie, liebe Männer, Ihre Frauen endlich verstehen. Und damit beginnt die wirkliche sexuelle Revolution. Die Zeit dafür ist überfällig! Also ... bleiben Sie dran!

Liebe Frauen,

Sie haben zu diesem Buch gegriffen, weil Sie von Natur aus neugierig sind. Vielleicht spüren Sie, dass Sexualität eine geistige Dimension hat, die Sie besser kennenlernen möchten. Außerdem wollen Sie beim Sex rundum glücklich sein. Das ist Ihr gutes Recht.

Viel zu lange haben wir Frauen uns einreden lassen, dass Sex und Liebe nichts miteinander zu tun haben. Wir haben versucht, uns damit zu arrangieren. Aber richtig akzeptiert haben wir es nie. Wir möchten lieben, wenn wir Sex haben. Wir möchten Sex mit Seele. Drücken Sie Ihrem Mann, Ihrem Geliebten, Liebhaber oder Freizeit-Lover dieses Buch also wirklich in die Hand, oder lesen Sie sich gegenseitig daraus vor. Machen Sie die Übungen – ich weiß, dass sie wirken. Auch Sie, liebe Frauen, werden in diesem Buch hinzulernen – zum Beispiel, warum es Ihnen sehr gut tut, im Bett eine Frau zu sein, auch wenn Sie tagsüber Ihren Mann stehen.

Meine große Hoffnung ist es, hiermit einen Beitrag zum Ende des Geschlechterkampfs zu leisten. Wäre es nicht schön, wenn wir begreifen würden, dass Männer und Frauen beim Sex letztlich die gleichen Bedürfnisse haben? Wir möchten lieben und geliebt werden. Fangen wir damit an.

Neue Zeit – neuer Sex

Schon beim Schreiben meines ersten Buches über Liebe in der neuen Zeit hatte ich das Gefühl, dass es einen zweiten Band geben würde. Damals war mir zwar noch nicht klar, zu welchem Aspekt, aber das würde sich schon entwickeln. Und tatsächlich kam die Idee eines Tages wie aus dem Nichts angeflogen.

Es war zur Sommersonnenwende, die Natur stand in voller Blüte, die Kirschen waren reif. Ich saß mit einem Freund unter dem alten Birnbaum in meinem Garten, wir plauderten angeregt über mein gerade erschienenes Buch. Irgendwann, in einer Gesprächspause, erwähnte ich beiläufig: »Ich plane übrigens schon einen Nachfolgeband.«

Mein Freund schaute mich überrascht an. »Interessant«, meinte er, »und worüber willst du als Nächstes schreiben?«

»Über Sex«, antwortete ich, ohne nachzudenken. »Es wird um eine Sexualität gehen, die Menschen wirklich glücklich macht.« Wo auch immer die Idee hergekommen war – jetzt stand sie voll präsent im Raum. Ehrlich gesagt, war ich über meine eigenen Worte erstaunt, aber irgendwie gefielen sie mir auch. Es fühlte sich stimmig an – und stark!

Nach langen Sekunden des Schweigens fragte mein Freund vorsichtig: »Meinst du nicht, es könnte deinem Ruf schaden, wenn du über Sex schreibst? Du bist schließlich eine seriöse Autorin. Wer weiß, wie die Branche das aufnimmt.«

»Das kann niemand einschätzen«, entgegnete ich, »außerdem möchte ich ja nicht über Sexpraktiken schreiben, sondern über Sexualität an sich.«

Nach außen hin mag das noch recht selbstsicher geklungen haben, aber tief drinnen verließ mich schon wieder der Mut. Erste Zweifel tauchten auf. Wahrscheinlich hatte mein Freund recht. Ich als Expertin für Sexualität! War ich das wirklich? Konnte ich das sein?

Fast zwei Jahre sollte mein innerer Kampf dauern. Inzwischen war *Shades of Grey* einmal um die Welt gegangen. Der Erotikroman über eine sado-masochistische Liebesbeziehung hatte Millionen von Paaren animiert, Fesselspielchen auszuprobieren, und den Verkauf einschlägiger Sexspielzeuge rasant in die Höhe getrieben. Und ich ... sorgte mich immer noch um meinen Ruf.

Im Nachhinein weiß ich, dass mein Zögern mir geholfen hat. Ich konnte abwarten, bis der Medienhype um die Liebesgeschichte zwischen dem charmanten, aber gestörten Millionär Christian Grey und seiner naiven Gespielin Anastasia vorbei war, und ich konnte mich einmal mehr darin bestätigt fühlen, wie viele ungestillte erotische Sehnsüchte in Frauen und Männern schlummern.

Allerdings bin ich mir sicher, dass keine Handschelle, keine Vaginalkugel und keine Gerte der Welt das ersterbende Liebesleben eines Paares aufpeppen oder gar retten kann. Und da wir schon Klartext reden: Sollten Sie sich von diesem Buch Ideen für weitere, prickelnde Sexpraktiken erhoffen, werden Sie mit Sicherheit enttäuscht. Keine neuen Spielchen also. Aber was dann?

Sie werden etwas finden, das Ihnen sehr viel mehr schenkt als den Rausch einer tabufreien Nacht: eine vollkommen neue, überraschende und viel aufregendere Sexualität. Sie werden Zusammenhänge begreifen, die Sie vielleicht erst schockieren, aber dann zutiefst glücklich machen. Der Sex, um den es hier geht, kann weit mehr als Ihren Körper für ein paar Stunden entspannen. Er kann das Herz weiten, die Seele öffnen. Völlig unbeschwert lieben, dabei tief und intensiv empfinden – aus ganzem Herzen das Leben umarmen! Wie klingt das? Die Sexualität, die ich meine, ist frei. Frei von ihren Schatten.

O je, höre ich schon einige von Ihnen aufjaulen, jetzt will sie uns den Spaß am Abgründigen verderben. Ist es nicht gerade die dunkle Seite des Sex, die den Menschen erregt und fasziniert? Die Lust am Verbotenen, am Brechen von Tabus, am Spiel mit Grenzüberschreitungen, die Lust an Schmerz und Perversion. Mag sein. Aber wie wäre es stattdessen, wenn Sie beim Sex lieben würden? Wenn Sie höchste Ekstase erlebten, statt in Abgründe zu stürzen?

In meinem Buch geht es nicht um Dinge, die Sie in einschlägigen Filmen, Büchern und im Internet finden. Nein, Sie werden nichts auch nur annähernd Pornografisches lesen. Stattdessen lernen Sie eine Sichtweise kennen, über die Sie vielleicht noch nie etwas gehört oder gelesen haben. Diese Sichtweise ist gefärbt von persönlichen Erfahrungen und das Ergebnis eines jahrzehntelangen Prozesses.

Ich bin in einer Zeit aufgewachsen, als es sehr wichtig war, sexuell frei zu sein. Ich weiß also, wovon ich rede, wenn es um sexuelle Freizügigkeit geht. »Wer zweimal mit demselben pennt, gehört schon zum Establishment« – Sie kennen diesen Spruch? Er hat meine Pubertät geprägt, und erst viele Jahre später wurde mir bewusst, was diese Haltung mit mir und vielen anderen aus meiner Generation gemacht hat. Wie viele Bedürfnisse und heimliche Sehnsüchte habe ich verdrängen müssen, um dem Ideal der sexuell befreiten Frau zu entsprechen! Wie viele Gefühle musste ich unterdrücken, um mitspielen zu können im Zirkus der sexuellen Revolution! Wie sehr hätte ich mir gewünscht, dass der eine oder andere, in den ich verliebt war, mir treu geblieben wäre.

Nie werde ich die Szene zwischen mir und einem meiner Lebensgefährten vergessen, als er mich bei einem Streit im Tonfall höchster Empörung anfauchte: »Du willst doch nur heiraten und Kinder kriegen!« O weia, ertappt! Lange genug war es mir gelungen, meinen Wunsch nach Familie und einem warmen Nest zu verheimlichen, jetzt fühlte ich mich entsetzlich reaktionär und hatte ein schlechtes Gewissen.

Wie Sie sich denken können, ging die Beziehung bald danach auseinander. Zwei Jahre später fand ich den Mann, mit dem ich meine Lebenswünsche verwirklichen konnte. Ich habe ein Kind in die Welt gesetzt, ein Haus gebaut, Bäume gepflanzt, Bücher geschrieben. Das hat mich beseelt. Aber dann ging es schon weiter mit dem verqueren Selbstverständnis. Waren alle diese Taten nicht eigentlich dem Manne zugedacht? Langsam dämmerte mir, dass ich mich in eine männliche Rolle hineinbefreit hatte. Mehr und mehr hatte mein Verhalten dominante, männliche

Züge angenommen. Ich trug viel Verantwortung, verdiente Geld und glaubte, mir dafür herausnehmen zu können, was mir gefiel. Spielte mit Männern, probierte meine Macht aus. Und war oft unglücklich.

So wie viele Autoren letztlich über sich selbst schreiben, wurde dieses Buch auch für mich zu einer tiefen Auseinandersetzung mit meiner sexuellen Entwicklung. Erst heute, nach vielen ebenso lust- wie schmerzvollen Erfahrungen, fühle ich mich wirklich frei von Dogmen und gesellschaftlichen Strömungen. Ich bin weicher, weiblicher geworden und gerade dadurch stärker. Und gottlob reif genug, um der Faszination eines schillernden, aber gestörten Liebhabers nicht mehr zu erliegen.

Sexualität ist ein machtvolles Instrument. Sie kann manipulieren, abhängig machen und zerstören. So manche von Ihnen befinden sich auch in diesem Augenblick im Gefühlsstrudel einer unheilvollen Liaison.

Dieses Buch macht Sie mit dem großen, heilenden Potenzial der Sexualität vertraut. Ich glaube, dass genau jetzt die Zeit dafür reif ist. Und glauben Sie mir: Sie brauchen keinen Schmerz und keine psychisch zerstörenden Praktiken auf sich zu nehmen. Sie werden vielleicht schreien – aber vor Glück und Seligkeit.

Im ersten Teil werden sich viele von Ihnen wiederfinden, die schon einmal in eine verhängnisvolle sexuelle Beziehung verstrickt waren. Wie Sie daraus ausbrechen und sich von Abhängigkeiten befreien, erfahren Sie in Teil zwei. In Teil drei folgt dann die hohe Form einer Sexualität, die jedes Leben krönt und die zu erleben ein großes Geschenk ist.

Wenn Sie schon ein Buch von mir gelesen haben, dann wissen Sie: Ich bin keine Missionarin, aber ich habe Botschaften. In meinen Büchern geht es stets um Heilung. Die Sexualität der neuen Zeit bietet die wohl lustvollste Möglichkeit der umfassenden Heilung Ihres Lebens. Allerdings müssen Sie sich für die Idee öffnen, dass in unserer Welt nichts zufällig geschieht und alles mit allem verbunden ist. Wenn Sie also der Meinung sind, dass Ihr Sex nichts mit dem Rest Ihres Lebens zu tun hat und schon gar nichts mit dem Rest der Welt, werden Sie hier nicht bestätigt. Ich behaupte nämlich, dass Sie bei der körperlichen Liebe sogar mit dem Universum kommunizieren.

Ich wünsche Ihnen inspirierende Lesestunden.
Herzlich
Ihre Gerti Samel

Teil 1:

WIE ES IST

Warum der Orthopäde an diesem Montagmorgen so gesprächig war, weiß ich nicht. Jedenfalls war ich die Letzte im Wartezimmer, und als ich dann endlich auf seiner Behandlungsliege lag, schien der Doc ein wenig Zeit zu haben. »Worüber schreiben Sie eigentlich Ihr neues Buch?«, wollte er wissen, den Blick auf mein Kniegelenk gerichtet, das er prüfend in verschiedene Richtungen bewegte. »Über Sex«, sagte ich, »genauer gesagt, über eine von ihren Schatten befreite Sexualität. Die kann nämlich ordentlich Kraft ins uns freisetzen, sie ist mit das größte Potenzial, das wir haben.« Der Arzt schaute auf. »Das glaub ich gern«, meinte er. »Aber gelebt wird es ja meist nicht so, oder? So ohne Schatten.« Gerade vor einer Stunde habe er so einen Fall behandelt. Eine Frau mit gebrochenem Handgelenk. Sie wollte ihm weismachen, sie sei gestürzt, aber nachdem der Bruch so gar nicht nach einem Sturz aussah, habe er nachgebohrt, worauf die Patientin die delikate Wahrheit gestand: Sie hatte sich das Handgelenk bei einem Fesselspiel gebrochen.

Da war es also wieder, mein Thema. Es begegnete mir in diesen Tagen überall. Die ganze Welt schien verrückt nach Bondage-Spielen, nach Knebeln und nach Peitschenhieben, und die Medien heizten kräftig mit. Fast in jeder Talkshow wurden Experten zum Thema Sadomaso (SM) befragt, kaum ein Magazin, das nicht mit Titelzeilen wie »Fessle mich« oder »Ich will es härter, Baby« seine Auflage in die Höhe trieb. Der Bestseller *Shades of Grey* hatte eine Sadomaso-Lawine von einem Ausmaß losgetreten, das selbst Fachleuten Rätsel aufgab. Noch über ein Jahr nach Erscheinen der Trilogie türmten sich die Bände auf den Tischen der Buchhandlungen und fanden reißenden Absatz. Was geschah da gerade in unserer Gesellschaft? Literatur über den Kitzel von Lust, Schmerz, Bestrafung und Demütigung gibt es ja schon seit Jahrhunderten. Spätestens der gute alte Marquis de Sade hat die Züchtigungsspiele publik gemacht, allerdings nur in den Salons der Bourgeoisie. Das jetzt schien etwas anderes zu sein. Es war Unterhaltungsstoff für alle Schichten der Gesellschaft: ein erregender Mix aus Anregung und Aufregung, Schmutz und Schmerz für den Mainstream, eine massentaugliche Softversion für Liebespaare rund um den Planeten. Für Gerd und Greta Mustermann, für Bob und Barbie Brown, für Oki und Yuuki Osawa. »*Shades of Grey* hat das globale Liebesleben verändert«, unkten die Zeitungen in der üblich übertreibenden Art. Die Erotikläden stockten zwar blitzschnell ihr Gerätearsenal in der SM-Abteilung auf, trotzdem mussten viele bedauernd Lieferschwierigkeiten melden.

Nun weiß ich nicht, ob auch Sie, liebe Leserin, lieber Leser, Ihren Keller zum Spielzimmer ausgebaut haben. Aber ich bin mir sicher, dass einige von Ihnen zu den 31 Millionen Menschen gehören, die den Liebesroman gelesen haben. Monatelang beobachtete ich in meiner Stadt junge Frauen, mit hochroten Wangen in die Lektüre vertieft. Im Zug, in der Straßenbahn, in der Mittagspause auf der Parkbank. Auch die Verkäuferin in der Boutique, wo ich meine Pullis kaufe, hatte das Buch auf dem Tresen liegen: »Nicht besonders toll geschrieben, aber irre spannend«, sagte sie, sie lese es jetzt zum dritten Mal und fiebere der Verfilmung entgegen.

Ich gestehe, ich habe mir erlaubt, das Buch zu überspringen. Um mitreden zu können, musste man ja nur die Zeitungskommentare verfolgen. Aber irgendwann las ich dann doch eines der Nachfolgewerke, mit denen viele Verlage auf den Trend aufgesprungen sind. Schließlich bin ich angetreten, die Schattenseiten der Sexualität zu erforschen. Und was geschah? Obwohl er mit heißer Nadel gestrickt war, fand ich den Roman richtig spannend! Es handelte sich um eine Geschichte zwischen einer, wie soll es anders sein, armen, aber experimentierfreudigen Studentin und einem hochrangigen Wirtschaftsboss. Der liebte zwar seine Familie, aber er liebte es auch, mit jungen Frauen zu »spielen«, wie er es nannte. Das tat er heimlich und mit bewundernswerter Perfektion. Er war ein erfahrenes Mitglied der harten SM-Szene und wusste seiner »Sub« gekonnt Schmerzen zuzufügen. Langsam und präzise steigerte er die Dosis seiner Demütigungen, bis er befand, dass seine gelehrige Gespielin reif war für die große SM-Party. Und da ging es natürlich erst richtig los.

Ich las das Buch in einer einzigen Nacht, und in dieser Nacht wunderte ich mich über mich selbst. Es machte etwas mit mir. Wie bei Millionen von Leserinnen und Lesern erzeugte der voyeuristische Blick in sexuelle Abgründe auch in mir die beschriebene Mischung aus Staunen, Abscheu und Faszination. Immer wieder musste ich das Buch angewidert zuschlagen und mir sagen: »Nein, ich kann so etwas nicht weiterlesen«, aber nach ein paar Minuten hatte ich es wieder in der Hand. Welch ein Sog! Nun halte ich mich gewiss nicht für sexuell unerfahren, aber mit den Gepflogenheiten in SM-Studios hatte ich mich bisher nicht befasst. Jetzt durchlief ich also die gesamte Gefühlspalette wie alle anderen Konsumenten von SM-Literatur. Entsetzt und mit klopfendem Herzen erfuhr ich beispielsweise, was bei der lebensgefährlichen Praktik der Atemkontrolle vor sich gehen kann: einer Frau wurde mit kurzen Zwischenpausen, in denen sie in Todespanik nach Luft rang, minutenlang der Kopf in kaltes Wasser getaucht, während sie von hinten von zwei Männern genommen wurde. Tagelang ging mir das Bild nicht aus dem Kopf.

Um der Faszination dieser Art von Lektüre zu erliegen, muss man weder sadistisch noch masochistisch veranlagt sein. Auch gilt die Lust auf Unterwerfung schon lange nicht mehr als Zeichen für eine devote Persönlichkeit. Von den Leuten, die solche Spiele ausprobieren, sind nur wenige in diese Richtung geprägt. Worum aber geht es dann? Sexualpsychologen behaupten: um den Kick! Um die Würze des Sex mit scharfem Pfeffer. Tabus zu brechen macht geil und erzeugt den verführerischen Angst-Lust-Schmerz-Kitzel, den die Massen jetzt entdecken.

Um mich intensiv in die Gefühlswelt der SM-Leser hineinzuversetzen, habe ich mich während des Lesens beobachtet. Penibel wie ein Seismograf registrierte ich die Achterbahn meiner Gedanken und Reaktionen. Es war beeindruckend. Eine Passage zum Beispiel hat mich berührt, und zwar als die junge Studentin sich daran berauschte, Regie und Verantwortung abgeben zu dürfen, nicht mehr entscheiden zu müssen, was gespielt wird, sondern nur zu gehorchen. »Ach je«, dachte ich bei mir, »das habe ich mir auch schon so manches Mal gewünscht. Sich nicht mehr schwertun zu müssen mit großen Entscheidungen, für die man hinterher die Verantwortung tragen muss.« Aber dafür hätte ich doch nicht den Preis einer Demütigung bezahlt!

Ich bin mir bewusst, dass viele von uns nicht mehr wissen, was es heißt, demütig zu sein. Sicher hätte es schon so manchen Krieg verhindert, wenn wir uns mehr darin übten. Demut vor dem Leben, vor allem Lebendigen – eine wundervolle, erstrebenswerte Lebenshaltung. Auf Ihrer Reise durch dieses Buch werden Sie noch erfahren, wie heilsam sich Demut sogar auf die Sexualität auswirken kann. Aber Demut durch Demütigung zu erzeugen und dabei gezielt den Willen und die Seele des Gedemütigten zu brechen, das ist ganz sicher der Weg in die falsche Richtung.

Dass sich viele Paare trotzdem von SM-Romanen zu eigenen Experimenten inspirieren lassen, ist ihnen nicht zu verdenken. So ein bisschen mit der Peitsche spielen kann ja auch lustig sein. Man stelle sich also vor: Frau Mustermann möchte einmal Anastasia sein und die Lust der Unterwerfung spüren. Am Wochenende will sie ihren Mann mit einer Einladung zum »Spielen« überraschen. Da er ein ausgemachter Macho ist, ahnt sie, dass er es mögen wird. Sie geht ins Internet, findet beim Erotikversand die Seite mit den einschlägigen Toys und liest: »Kitzeln, necken und quälen Sie Ihren Partner oder Ihre Partnerin, erzeugen Sie einen erregenden Mix aus Lust- und Schmerzgenuss. Genießen Sie Ihre lustvolle Strafe mit einem leichten Klaps auf die Haut.« Kann ja nicht so schlimm sein, denkt sie und scrollt sich durch das Angebot. Da ihre finanzielle Lage etwas ange-spannter ist als bei Christian Grey, entscheidet sie sich nicht für die gesamte »50-Shades-of-Grey-Collection«, sondern für ein-zelne Accessoires. Sie bestellt die Satinpeitsche »Please Sir«, ein Paddel zum Poklatschen, einen Analplug »Something Forbid-den«, Vaginalkugeln »Inner Goddess«, den Dildo »drive me crazy«, und da sie ihrem Lover zeigen möchte, wie verdammt mutig sie ist, den »Tantric binding love-intimate-spreader«, ein Spreizstab, der die Lady an allen vieren fesselt und in eine ge-bückte Haltung zwingt.

Das Wochenende naht. Man trinkt sich etwas Mut an, ver-einbart das Codewort, das »Stopp!« aufhören bedeutet, und beginnt zu »spielen« ... Wer weiß schon, wer was mit sich hat machen lassen oder wer was mit jemandem gemacht hat. Part-ner und Partnerinnen möchten von ihren Partnerinnen und Partnern geliebt werden, sie tun vieles, um für den anderen se-xuell attraktiv zu bleiben, und wollen keine Spielverderber sein, oder? Was auch immer passiert ist – man hat sich über Grenzen gewagt, und es war der pure Wahnsinn. Irgendetwas ist mit ei-nem durchgegangen und hat sich verselbstständigt.

Nächste Szene: Der Morgen danach. Ich stelle mir vor, wie Frau Mustermann neben ihrem schlafenden Mann aufwacht. Sie schaut ihn an und fühlt sich zum ersten Mal in ihrem Leben Meilen von ihm entfernt. »Was für ein Untier er ist! Wie er es genossen hat, mich zu erniedrigen«, geht es ihr durch den Kopf, »als hätte er mir endlich alles Mögliche heimzahlen dürfen.« Die Bilder der letzten Nacht haben einen bitteren Geschmack in ihr hinterlassen, sie fühlt sich miserabel. Was ist da nur mit ih-nen passiert! Er wollte sie weinen sehen. Erst als sie das Codewort sagte, ließ er ab von ihr. So hat sie ihn noch nie erlebt! Welche Anteile sind da in ihm zum Vorschein gekommen? Wer oder was hat sie beide geritten?

Sie schlurft ins Badezimmer, schaut ihr Gesicht im Spiegel an. Eine verwundete Seele sieht ihr in die Augen. Wie konnten sie nur so weit gehen, was hatten sie sich erhofft? Kopfschüttelnd begutachtet sie ihre blauen Flecken. Jetzt, da die Lust vorbei ist, bleibt nur übrig, was ihr Schmerzen bereitet hat. Vorsichtig tupft sie etwas Wundgel auf die Striemen, die die Peitschenhiebe auf ihrer Haut hinterlassen haben. Vielleicht ergeht es ihr sogar wie der Patientin meines Orthopäden und sie hat ein dick angeschwollenes Handgelenk, muss sich beim Arbeitgeber krank melden und einen Arzt aufsuchen.

Und nun zur Wahrheit über diese Geschichte: Sie ist leider nicht meiner Fantasie entsprungen. Sie wurde mir genau so von einer Frau geschildert, die ich auf meiner Reise durch die Schattenwelt der modernen Sexualität getroffen habe. Man kann sich vorstellen, dass das Paar nicht mehr lange zusammengeblieben ist. Die Nacht der Nächte hat sie seelisch voneinander getrennt. Er treibt sich inzwischen hobbymäßig in SM-Kreisen herum, sie ist inzwischen überzeugter Single und hat seit einem Jahr keinen Sex mehr.

So weit dieser eine Fall. Sicher müssen nicht alle Selbstversuche mit einem moralischen Kater enden. Es gibt Menschen, die den Kitzel von Lust und Schmerz geschickter dosieren können und damit spannende Nächte inszenieren. Jeder kann das halten, wie er mag. Trotzdem würde ich den einschlägigen Tools in den Erotikläden gern einen Warnhinweis verpassen: »Vorsicht! Der Gebrauch dieser Werkzeuge kann seelischen Schaden zur

Folge haben.« Ich frage mich, ob insbesondere die Frauen nicht spüren, was sie mit ihrer Würde, ihrem Selbstwertgefühl anstellen. Ich kann mir beim besten Willen nicht vorstellen, dass eine halbwegs sensible Frau sich sexuell demütigen lässt, ohne in einen inneren Konflikt zu geraten. Haben wir nicht lange genug unsere Fähigkeit bewiesen, Demütigungen zu ertragen? Sind wir nicht lange genug geknechtet worden? Und gerade jetzt, da wir uns endlich frei und sexuell selbstbestimmt fühlen dürfen, lassen wir die Peitsche durch die Hintertür wieder hereinknallen?

Etwas kann mit unserem Liebesleben nicht stimmen. Oder was ist der Grund, dass wir uns ständig auf die Suche nach dem ultimativen Wahnsinnssex machen? Unser Leben ist so bunt und so vielfältig. Wir können so vieles erreichen und erfahren. Beruflichen Erfolg genießen, tolle Reisen machen, eine Familie gründen, eine Eigentumswohnung erwerben, uns Flüge in der Businessclass gönnen, Drogenpartys feiern, Klosterurlaub machen, was auch immer. Dass bei all der Umtriebigkeit der Sex hin und wieder auf der Strecke bleibt, ist nicht verwunderlich. Da wir aber immer alles wollen und das möglichst sofort, erheben wir auch hier Anspruch auf die optimale Version. Sex muss ein Brüller sein. Und so suchen wir mit allen Mitteln nach Erfahrungen, die uns um den Verstand bringen, wir verführen, lassen uns führen, sind frustriert, lassen ganz davon ab und nehmen nach einer Weile wieder teil am großen Spiel. Alles vollkommen in Ordnung. So ist das Leben. Wir alle machen eine Menge durch auf der Suche nach erfüllender Erotik. Doch offensichtlich landen viele dabei auf Irrwegen, stecken in Sackgassen fest oder haben sich schon in Abgründen verloren.

Der Sex, von dem wir träumen

Dabei gibt es das, wonach wir suchen. Wir haben die Möglichkeit, unsere Sexualität anders auszuleben – so, dass sie uns verbindet, statt uns zu trennen, dass sie uns energetisiert, statt uns Kraft zu rauben, dass sie unsere Würde und Selbstliebe vermehrt, statt uns beides zu nehmen. Und ja, es gibt eine Sexualität, die uns sogar persönlich reifen lässt, uns bewusster macht und den Geist beflügelt.

Liebe Leserin, lieber Leser, ich habe mir vor vielen Jahren vorgenommen, nur das zu predigen, was ich wirklich lebe, und nur noch über Dinge zu schreiben, die ich persönlich erfahren habe. Diese Erfahrungen gebe ich nach bestem Wissen reflektiert und auf meine Art weiter. Mit diesem Buch verbinde ich ein ganz besonderes Anliegen, das mir sehr am Herzen liegt. Ich wünsche mir, dass so viele Menschen wie möglich ihre Sexualität als eine Kraft entdecken, die ihnen den Himmel näher bringt und nicht die Hölle. Sex kann in der Tat ein Himmelsfahrzeug sein. Auf ganz moderne Art und Weise. Ich weiß das und viele andere auch. Aber wie es aussieht, sind die meisten von uns eher in die entgegengesetzte Richtung unterwegs.

Ich bin in meinem Leben nur wenigen Liebespaaren begegnet, die von sich behaupten, eine zutiefst erfüllende, Körper und Seele befriedigende sexuelle Beziehung zu haben, durch die sie sich persönlich weiterentwickeln. Uns ist offensichtlich kaum bekannt, dass Sex genau das bewirken kann. Und weil wir dieses ungeheure Potenzial nicht kennen, können wir es nicht ausschöpfen. Stellen Sie sich einmal vor, Sie machten eine Wanderung und kämen an eine Abzweigung. Links geht ein bequemer, breiter Weg leicht bergab. Rechts führt ein schmaler Pfad den Berg hoch. Wenn Sie tun, was alle tun, dann wählen Sie natürlich den breiten Weg. Er ist eine Zeit lang ganz bequem, aber nach ein zwei Kilometern führt er durch ein Sumpfgebiet mit vielen Stechmücken, das mühsam zu durchqueren und dabei nicht ganz ungefährlich ist. Jetzt haben Sie ein Problem. Umkehren? Aber alle sind doch diesen Weg gegangen, irgendwo wird er doch wohl hinführen, oder? Sie gehen also weiter, kämpfen sich durch, es muss wohl so sein.

Muss es das wirklich? Sie hätten auch zurückgehen und sich für den schmalen Pfad entscheiden können, aber Sie haben diese Möglichkeit gar nicht in Erwägung gezogen. Man sah ihm doch an, dass er nicht oft begangen wurde, und mühsam war er zudem, schließlich hätte man den Berg hinaufmüssen. Ach, hätten Sie es doch nur gewagt! Oben wären Sie an einem Hochplateau mit einer wunderschönen Aussicht angekommen, Sie hätten auf einer herrlichen Bergwiese Rast machen können und sogar eine Quelle gefunden, die Ihren Durst stillt. Warum haben Sie diesen Weg nicht gewählt? Das Problem an unserer Sexualität ist, dass wir keinen kennen, der den Weg nach oben schon gegangen ist. In diesem Buch aber möchte ich Ihnen einen Geschmack von dieser herrlichen Bergwiese vermitteln.

Göttlicher Sex ist in sauren Sümpfen nicht möglich. Sie müssen dazu den breiten Weg, den Generation für Generation gegangen ist, verlassen und die andere Abzweigung nehmen. Für den Sex der neuen Zeit, den ich hier propagiere, ist es nicht nötig, sich im Morast zu verirren und sich den Attacken lästiger Insekten auszusetzen. Und wenn es schon passiert ist, können Sie immer noch umkehren. Nichts muss so bleiben, wie es war.

Die blühende Bergwiese mit ihrer labenden Quelle scheint uns nur deswegen zu schön, um wahr zu sein, weil wir davon ausgehen, dass wir wie alle durch den Sumpf müssen. Und genau dort landen wir dann auch.

Träume – und die Realität

Die meisten Paare, die sich gefunden haben und gemeinsam eine Existenz aufbauen, meinen, nun könne endlich der schönste Teil des Lebens beginnen. Der eigentliche Teil sozusagen, auf den so viele junge Menschen innerlich warten. Man möchte sich angekommen, angenommen fühlen, und tatsächlich wirkt der Rausch der Verliebheitshormone wie ein Paradies. Der Sex ist zuerst großartig, dann gut bis befriedigend. Bis die ersten Probleme auftauchen. Dann beginnt der Teilabschnitt mit den Stechmücken, und es wird unangenehm. Was tun? Umkehren? Nein, es wird weitergekämpft, und wie das bei den Sümpfen so ist: Je verzweifelter man sich zu retten versucht, desto tiefer sinkt man ein. Ich denke oft, dass es für Paare eine Art Liebesschule geben sollte, in der sie den schmalen, aber äußerst lohnenden Weg nach oben gezeigt bekommen. Dorthin, wo die Blumen blühen.

Eigentlich könnte es so schön mit uns sein, sagen sich viele Paare im Streit, wenn du nicht immer jedes Mal ... ja wenn! Und dann beginnen die gegenseitigen Vorwürfe, die Schuldzuweisungen und Projektionen. In einer Liebesschule würde man lernen, dass die inneren Themen eines Menschen sich genau dann zeigen, wenn er zu lieben beginnt. Das ist ein ehernes Gesetz. Man kann darauf warten, dass es irgendwann kracht. Je näher sich zwei Menschen kommen, je inniger sie sich verbinden, je mehr sie sich beim Sex öffnen, desto schneller und heftiger kommen ihre Probleme zum Vorschein. Mit der Öffnung der Herzen fließen Gefühle, und mit den Gefühlen brechen die alten Wunden auf. Jeder ist in seinem Leben verletzt worden und hat daraufhin Schutzmechanismen entwickelt, um die schmerzhafte Situation nicht wieder zu erleben. Diese Schutzmauern beginnen durch Liebesgefühle zu bröckeln. Eine ganz wunderbare Sache, eigentlich. Könnten wir damit umgehen, wäre sexuelle Intimität die beste Gelegenheit, die alten Wunden zu heilen. Doch das hat uns keiner beigebracht.

Nie werde ich den Vortrag des spirituellen Psychologen Chuck Spezzano über die Wunden der Liebe vergessen. Er gab seinen Zuhörern folgenden Rat: Wenn ihr einen neuen Liebespartner kennengelernt habt und euch nicht sicher seid, ob er zu euch passt, verrate ich euch einen hundertprozentigen Tipp. Liebt diesen Menschen mit aller Kraft, die ihr habt. Öffnet euer Herz, lasst alle Liebesenergie fließen, die euch zur Verfügung steht. Haltet nichts zurück, schenkt dem anderen einfach alles. Haltet das zwei Wochen durch, und ich schwöre: Spätestens dann werdet ihr wissen, woran ihr mit ihm seid.

Ist das nicht ein unglaubliches Testverfahren? Sobald ein potenzieller Liebespartner mit wirklich tiefer Liebe und einem offenen Herzen »konfrontiert« wird, ist er gezwungen, Farbe zu bekennen. Er zeigt sein wahres Gesicht und seine Absichten. Ist er bereit, sich zu binden? Steht er zu seinem Wort? Ich habe diesen Liebestest ausprobiert und war erstaunt, wie perfekt er funktioniert! Es dauerte nicht einmal zehn Tage, dann war der fragliche Lover aus meinem Leben verschwunden.

Gäbe es doch mehr von diesen Liebeslehrern, die uns die Gesetze des Paarungsverhaltens beibringen! Dann müssten wir nicht immer wieder in die alten Verhaltensmuster zurückfallen. Mauern errichten, innere Türen zuschließen, verletzt reagieren. Den breiten Weg gehen.

Ich bin diesen Weg lange genug gegangen. Habe Liebesbeziehungen gelebt, in denen rückblickend von Liebe keine Rede sein konnte, weil jeder im Nahkampf nur seine Muster auslebte und seine Probleme auf den anderen projizierte. Wie gut erinnere ich an meine allererste große Liebe. So zumindest nannte ich sie. Ich war blutjunge 15, nicht besonders verliebt, eher furchtbar aufgeregt. Mein erster Freund! Ich fühlte mich großartig und allen Freundinnen überlegen, denn ich war die Erste, die über sexuelle Erfahrungen berichten konnte. »Wie war es, sag schon«, drängte mich die burschikose Ulrike, und dann fing ich an, in den höchsten Tönen davon zu schwärmen. In Wirklichkeit war mein erstes Mal so banal, wie man es sich banaler nicht vorstellen kann. »War das schon alles?«, mein anschließender Kommentar. Aber die Wahrheit ging ja keinen etwas an. Die Beziehung hielt über zwei Jahre, aber wahrscheinlich nur, damit ich mit aller Gründlichkeit und Konsequenz mein erstes großes Problemmuster ausagieren konnte. Ohne zu wissen, was mit mir geschah, begann ich die Beziehung zwischen meiner Mutter und meinem Stiefvater zu wiederholen. Allerdings nahm ich nicht den Part des Opfers ein, was in diesem Fall meine Mutter war, sondern ich spielte die Rolle des Täters, meines despotisch veranlagten Stiefvaters, unter dem meine Mutter ganz furchtbar litt. Die ganze Geschichte ist nun schon sehr lange vorbei, trotzdem erinnere ich mich noch genau an die Gedanken und Gefühle, die ich meinem Freund gegenüber entwickelte. Was für ein Biest doch in mir steckte! Es bereitete mir ein geradezu sadistisches Vergnügen, meinen Freund so lange mit Worten fertigzumachen, bis er in die Kissen schluchzte – und das war Jahrzehnte vor der heutigen SM-Welle. Kaltblütig wie ein Racheengel quälte ich ihn mit allen Tricks, die eine 15-Jährige draufhaben konnte. Wenn wir über alte Zeiten reden, erzählt mir meine Schwester heute noch, wie grausam ich damals war. Als ich mich von dem bemitleidenswerten jungen Mann trennte, fiel er sogar durchs Abitur. Aber ich konnte damals nicht anders. Wer weiß schon in so jungen Jahren, welche unbewussten Kräfte sein Liebesverhalten steuern! Jedenfalls musste mein armer erster Freund für so ziemlich alles büßen, was mein Stiefvater meiner Mutter angetan hat, und das war wohl eine ganze Menge.

In einer sexuellen Beziehung möchten wir als die Person gesehen, anerkannt und geliebt werden, die wir sind. Wir spüren sehr genau, wenn der Partner oder die Partnerin uns nur durch die Brille der eigenen Muster wahrnimmt und behandelt. Ich wage sogar zu behaupten, dass mustergesteuertes, stereotypes Verhalten einer der häufigsten Trennungsgründe ist. »Sie behandelt mich wie einen dummen, kleinen Jungen«, beklagte sich ein Mann, der kürzlich bei mir Rat wegen seines schieflaufenden Liebeslebens suchte, »wenn ich nicht mache, was sie will, verweigert sie sich einfach und schläft so lange nicht mehr mit mir, bis sie mich wieder da hat, wo sie mich haben will.« Ein klassischer Fall von strafender Mutter, dachte ich. Bei einer anderen Frau lief es genau umgekehrt: »Er sieht in mir nur das niedliche Kätzchen. Er will einfach nicht wahrhaben, dass ich seit vier Jahren meine Tochter allein großziehe und mein Leben prima auf die Reihe bekomme. Jedes Mal, wenn wir miteinander schlafen, nennt er mich Pussycat und gurrt und schnurrt um mich herum wie ein läufiger Kater.« Die Frau fühlte sich nicht gemeint. Sie hatte das Gefühl, dass ihr Freund, sobald er erregt war, ein inneres Muster auslebte, für das sie die Vorlage sei. Ihr ging das befremdliche Liebesgebaren ihres Freundes so auf die Nerven, dass sie kurz davor war, ihm den Laufpass zu geben. »Schade eigentlich«, meinte sie bedauernd, »dabei ist er im normalen Leben ein toller Typ. Absolut alltagstauglich.« Ich weiß, wie schwer es ist, Störfaktoren aus dem sensiblen Intimleben zu thematisieren, aber oft ist genau das die einzige Rettung. Die Frau hat es immerhin versucht. Soviel ich weiß, ist sie heute noch mit ihrem Freund zusammen.

Vielleicht tue ich Männern unrecht, aber mich beschleicht manchmal das Gefühl, dass sie – bis auf rühmliche Ausnahmen natürlich – für solche Themen noch nicht besonders sensibilisiert sind. Fast immer sind es die Frauen, die großen Wert darauf legen, in ihrem tiefsten Wesen gesehen zu werden. Oder täusche ich mich? Wer weiß schon, ob im Herzen der Frauen nicht der in der Bibel erwähnte Satz weiterlebt: »Als Abraham Sara erkannte, zeugte er dabei Isaak.« Man stelle sich nur vor, welche Menschen auf dieser Erde lebten, wenn alle so gezeugt würden. Doch vorerst zeugen und gebären wir Kinder, die ihre intimen Beziehungen nach den Mustern leben, die wir ihnen vormachen. So wie die meisten Menschen nach den Mustern leben, die ihnen vorgemacht wurden.

Eine weitere Klage vieler Frauen lautet, der Partner schenke ihnen nicht genügend Aufmerksamkeit, eigentlich sei er kaum noch für sie da. Sie befürchten, sich aus den Augen und bald auch aus dem Herzen zu verlieren. Tatsächlich verliert sich die Liebe eines Paares rasch, wenn die Alltagsprobleme überhandnehmen und die Zweisamkeit nicht mehr bewusst gepflegt wird. Wenn Sex ohne wirkliche innere Berührtheit stattfindet, sondern nur, damit »es wieder mal passiert ist«, wenn die Frau beginnt, den Orgasmus zu faken, damit sie es bald hinter sich gebracht hat, dann ist es mit echter Intimität nicht mehr weit her. Bald werden die Männer- oder die Mädelsabende häufiger als die Paarabende, und eines Tages spricht er oder sie den Satz aus, der als Warnhinweis für jede Beziehung gelten sollte: »Ich spüre dich nicht mehr.« Der nächste Satz wäre dann: »Ich glaube, wir haben uns auseinandergelebt.«

Freunde von mir, beide Psychologen, halten ihr Paarleben mit einem Spiel auf Trab. Sie necken sich gegenseitig mit ihren Mustern. Sobald er in ein stereotypes Verhalten abgleitet, tönt es sofort vom Gegenüber »O Klaus, ich sehe seine Mutter.« Im Gegenzug kommt bei der nächsten Gelegenheit von ihm ein: »O Maria, das war doch jetzt dein Vater, oder?« Wenn man bei den beiden zu Besuch ist, mutet der Schlagabtausch nach einer Weile zwar ein wenig befremdlich an, aber Klaus und Maria macht es nun mal Spaß, sich gegenseitig mit Wortwitz und Humor auf ihr ferngesteuertes Verhalten aufmerksam zu machen und liebevoll zur Ordnung zu rufen.

Was passiert da gerade in unserer Gesellschaft?

Wie wir wissen, leben viele von uns einen Alltag, der eine bewusste Selbstreflexion sogar torpediert. Wer zum Beispiel viel Zeit damit verbringt, in viereckige Fenster zu schauen, sei es in

Computermonitore, Tablets, den Kindle, den Fernseher oder das Smartphone, riskiert, dass sein Gehirn irgendwann übererregt wird und er bald immer weniger von der Welt wahrnimmt. Er wird ja ständig derart mit Reizen überfüttert, dass er nur noch schlecht abschalten kann und sein Gehirn sich nicht mehr in die Ruhestellung herunterfahren lässt. Sie kennen das bestimmt, wenn Sie abends nicht einschlafen können, weil sich im Kopf die Gedanken überschlagen. Aber das ist noch nicht alles. Das Leben in der virtuellen Welt wirkt sich auch auf unser sexuelles Erleben aus. Da bleibt nämlich bald nicht mehr viel Gespür für feine Nuancen im zwischenmenschlichen Bereich übrig. Ich darf das kurz erklären: Sinne, die permanent überreizt und überfordert werden, tendieren dazu, abzustumpfen. Das wiederum mögen wir Menschen gar nicht, weil wir uns dann schrecklich unlebendig fühlen. Um uns wieder zu spüren, müssen wir also die Dosis der Reize erhöhen. Immer mehr Stimulation muss her, um etwas zu spüren, immer intensivere Gefühle, egal wie und wodurch, es soll die Sinne kitzeln, und wenn es dabei ein bisschen wehtut, macht es die Sache nur noch prickelnder. Womit wir wieder beim Sadomaso-Thema wären. Wie in allen Grenzbereichen sind auch in dieser Szene vor allem die weniger stabilen Persönlichkeiten gefährdet. Sobald Tabus, Regeln und Grenzen übertreten werden, beginnt die Suchtgefahr. Und Sucht zieht immer nach unten. Bei allem Verständnis für die Faszination des Abgründigen, man darf zu ihrer Rechtfertigung keine Wahrheiten verdrehen. Für mich sind blaue Flecken und blutige Striemen keine Zeichen von Demut, die man mit Stolz tragen, fotografieren und per SMS herumschicken muss wie die Studentin in meinem Buch, sondern

Zeichen einer Körperverletzung, auch wenn sie noch so einvernehmlich herbeigeführt wurden.

Ich frage mich schon heute, welcher Sex-Hype uns wohl nach der SM-Welle noch blühen kann. Eine Softversion des Fetischismus? Analsex? Ist ja schon alles da, und zwar im Überfluss! Pärchen nehmen ihre Sexspiele per Webcam auf und stellen sie ins Internet, Teenies gehen auf Partnersuche, indem sie ihre Körper nackt auf Facebook posten, junge Frauen und Männer verdienen sich ihr Studium, indem sie Videos von sich beim Onanieren ins Netz stellen. Nein, wir sind hier nicht bei der Pornografie gelandet, dies ist das sexuelle oder besser gesagt das sexualisierte Verhalten von Schülern, Studenten und Menschen mit ganz normalen Berufen. Sie lächeln, wenn man sie fragt, warum sie das tun. Macht doch Spaß, es sei doch nichts dabei. Man gehe heute nun mal freier und unbefangener mit Sex um als früher.

Aber ich bin weder verklemmt noch altmodisch, was den Umgang mit Sexualität betrifft. In jungen Jahren habe ich die sexuelle Freiheit, die sich die Hippies und Latzhosen erkämpft hatten, mit vollem Körpereinsatz durchlebt. Auch ich habe es genossen, die spießigen Alten aus der Generation meiner Eltern zu provozieren. Kurze Röcke, scharfe Shorts, hohe Hacken, falsche Wimpern, grüne Nägel, freche Sprüche – ich war weiß Gott nicht prüde. Ich wollte der Welt beweisen, dass mir Konventionen egal sind. Und so habe ich die eifersüchtigen Blicke der verheirateten Frauen genossen, die mich um meine sexuelle Freiheit beneideten, habe die Gier ihrer Männer gespürt. Aber ich habe auch Prügel eingesteckt. Wurde von Exhibitionisten verfolgt, von bösen Nachbarn verleumdet, entkam mit knapper

Not einem Vergewaltigungsversuch. Im Grunde habe ich die gesamte Palette an Erfahrungen durchlebt, die eine sexuell aktive Frau durchleben kann.

Aber heute ist trotzdem etwas anders geworden. Heute empfindet sich eine Frau nicht mehr als provozierend, wenn sie ihre erotischen Reize großzügig zur Schau zu stellt. Heute definiert sie ihren Marktwert darüber. Gut auszusehen ist okay, aber sexy auszusehen ist besser. Der gesamte Wert einer Person steht und fällt mit ihrer Sexiness. Das fällt uns schon gar nicht mehr auf, aber wenn man genau hinschaut, dann sieht man es überdeutlich.

Gehen Sie einmal durch eine Fußgängerzone, und achten Sie auf die Schaufensterauslagen. Schauen Sie sich die Werbung an. Alles wird über Sex verkauft, egal ob es um einen Wellnessurlaub auf den Malediven, um Schokoladeneis oder um Wimperntusche geht. Kleider, Handtaschen, Schuhe – kein Musikvideo, keine Fernsehserie kommt ohne aus, in neun von zehn erfolgreichen Filmen steht am Ende der körperliche Vollzug als Symbol des Happy End, und im Internet berieselt uns die Sexpropaganda sowieso rund um die Uhr. Wir haben uns angewöhnt, über die permanenten Anspielungen auf den Plakaten hinwegzusehen und die aufpoppenden Sexanzeigen im Internet wegzuklicken. Aber genau diese Reaktion ist ja beabsichtigt. Alle Bilder, die wir wegwischen, die wir nebenbei und nur aus den Augenwinkeln wahrnehmen, dringen umso tiefer in unser Unterbewusstsein. Das Thema Sex durchrieselt unser Gehirn wie feiner Sand und lässt uns alles in Bezug dazu setzen. Alles, was wir bewerten, ja unser gesamtes Leben ist auf eine so subtile Art oversexed, dass wir es nicht mehr registrieren. Nennen Sie mich naiv, aber ich dachte lange Zeit, es käme nur im Film vor, dass nach wichtigen Konferenzen abends die Luder antanzen. Bis ich durch Zufall vom großen Geschäftsabschluss eines hochrangigen Managers erfuhr, der wie selbstverständlich durch eine Sexparty besiegelt wurde. Männersache? Nein! Unter den Geschäftsleuten waren auch Frauen.

Sie ahnen schon, dass mich die Reise in die Schattenwelt der Sexualität nicht unberührt gelassen hat. Zum Beispiel als ich erfuhr, dass nicht nur die Protagonistinnen von »Sex and the City« sich hin und wieder einen Herrn vom Escortservice in die Wohnung bestellen – nein, auch eine meiner Seminarteilnehmerinnen kauft sich bei ihren Geschäftsreisen gern mal einen Herrn zur Entspannung. Ihr Vergnügen sei ihr von Herzen gegönnt. Ich kann nur hoffen, dass sie sich nicht in ihren Lover verliebt, denn wir Frauen tendieren nun mal dazu: Sobald unser Körper gut geliebt wird, fließen auch unsere Gefühle, und wie wir aus vielen guten Filmen und Romanen wissen, kann das zum Verhängnis führen.

Warum können wir sexuell nicht natürlich sein?

Wäre Sex für uns etwas Natürliches wie Essen, Trinken oder Schlafen, würden wir es einfach tun und genießen, statt uns permanent damit zu beschäftigen. Aber Männer denken jeden Tag im Schnitt 19 Mal daran. Die Zahlen für Frauen habe ich nicht parat, aber ich schätze, es ist bei ihnen nicht sehr viel weniger. Sex haben, Sex zeigen, beim Sex zuschauen, sexy sein. Damit etwas gut ist, braucht es den Kick der erotischen Anspielung, das zeigt sich schon in der Sprache. Der Haarschnitt soll sexy sein, verrucht der Blick mit smokey eyes, »einfach geil« das Tattoo, das kurz über dem Schamhaaransatz beginnt und den Weg zum Ort des Geschehens markiert. Sexiness ist eines der wichtigsten Kriterien bei Bewerbungen, und wenn es nur um den Job an der Rezeption geht. Fragen Sie eine junge Frau, wie sie sein möchte. Nicht klug, nicht frei, nicht selbstbestimmt, nein, sexy will sie sein. Showstars müssen nicht unbedingt singen können, Sexiness ist viel wichtiger, damit die Kamera bei der Show die Lippen, die Augen und den Hüftschwung aufzeichnen kann.

Sexy, sexy, sexy! Heidi Klum macht es uns seit Jahren mit ihren Kandidatinnen aus »Germany's next Topmodel« vor. Hat es das 16-jährige Küken aus Buxtehude, das seit seinem neunten Lebensjahr davon träumt, beim Casting aufgenommen zu werden, endlich in eine Staffel geschafft, muss es aushalten, vor einem Millionenpublikum vorgeführt zu werden, weil es seinen Körper nicht sexy genug präsentieren kann. Früher oder später drehen die Nerven durch, dann fließen endlich auch die Tränen, die in Nahaufnahme dokumentiert werden. Eine ist immer die Böse oder die Außenseiterin, oder sie schmiert ab, und die anderen triumphieren. Sei es beim Poledance, beim lasziven Räkeln auf dem Sofa oder beim Nacktshooting am Strand. Egal, irgendwann passiert es, denn es kann immer nur eine Topmodel werden. »Du bist leider nicht sexy genug, leider gibt es heute kein Foto für dich«, und dann muss der seelisch zerstörte Teenager wieder nach Hause in die Kleinstadt, wo der eingeknickte Fanclub am Bahnhof wartet. Die Eltern können derweil schon mal eine Therapie beim Psychiater buchen.

Ja, ich gebe zu, es regt mich auf. Aber es sollte auch Sie, uns alle aufregen, denn das Verheizen dieser jungen Seelen ist »ekelhaft«. Das war so drastisch sogar in einem Artikel des Magazins »Spiegel« zu lesen. Als ich mitbekam, dass beim Finale der letzten Staffel zwei Nackt-Aktivistinnen barbusig auf die Bühne sprangen, um gegen den »idiotischen Schönheitswahn« und die Sexindustrie zu protestieren, spürte ich einen heimlichen inneren Triumph. Bravo, liebe Femen-Aktivistinnen! Eine der beiden Mutigen, die dreiundzwanzigjährige Studentin Hellen Langhorst, wurde sogar in der People-Zeitschrift »Closer« zitiert: »Absurd, dass sich Leute über uns aufregen, es aber normal ist, Sechzehnjährige vor Tausenden Zuschauern Burlesque tanzen zu lassen.« Wie recht sie doch hat. Und wie tröstlich, dass es Menschen gibt, die sich mit der frauenverachtenden Kommerzialisierung des Sex nicht abfinden wollen.

Die sexuelle Dauerverwirrung

Was sagen nun eigentlich gestandene Erwachsene zur Sexualisierung unseres Lebens? Ist das überhaupt noch ein Thema, oder reagiere nur ich so empfindlich darauf? Ich habe mich ein bisschen umgehört. Bei Fremden und Freunden, Bekannten und Leuten in der Fußgängerzone – keine große Reaktion. Eigentlich war es zu erwarten: Die meisten zucken resigniert die Schultern, viele haben gar keine Meinung oder winken entnervt ab: »Schau halt nicht hin, wenn es dich stört.« Aber ich schaue hin, und nicht nur das, ich will es thematisieren. Es macht etwas mit uns, wenn die Grenzen zwischen Erotik und Pornografie verwischen. Nicht in der oberflächlichen Wahrnehmung, sondern im Unterbewusstsein. Es verwirrt uns. Wie sollen wir es finden, dass kaum ein Musikvideo heute noch ohne ans Pornografische grenzende Szenen auskommt? Es erregt das Gemüt, aber auch die Lenden, und nicht selten beides gleichzeitig. Das ist eben das Dilemma: Wir wissen nicht mehr, wie wir reagieren sollen, sind selbst so zwiegespalten, so ambivalent. So durcheinander. Es gibt Leute, die schon die Kinowerbung von Magnum-Eis pornografisch finden, anderen macht es Appetit auf Eis und mehr. Die einen sagen, Pornofilme seien Schmuddelkram, pervers und menschenverachtend, die anderen sehen darin Inspiration für neue Spielarten und sexuelle Aufklärung.

Es fühlt sich ungut an. Als befänden wir uns in einer Art sexueller Dauerverwirrung. Fasziniert und mit Schaudern verfolgen wir sexuelle Abartigkeiten, wenden uns einerseits angewidert ab, und doch bleibt da eine eigenartige Erregung zurück. Angetörnt und zugleich abgestoßen, immer wieder wandern wir zwischen den beiden Polen hin und her. Die allgegenwärtige Präsenz erotischer Themen beschert uns feuchte Träume, doch die Sexratgeber warnen uns zu Recht davor, sie auszuleben. Was also tun mit all den nicht ausgelebten, aber immer wieder abdriftenden Fantasien? Wie findet man im Chaos der vielen Möglichkeiten zu einer Sexualität, die sich innerlich »richtig« anfühlt?

Wenigstens was die Kinder betrifft, können wir kurz durchatmen. Noch vor einigen Jahren prophezeiten die Psychologen uns eine Generation sexuell verrohter Teenager. Heute gibt es Entwarnung. Moderne Forschungen bestätigen, dass die meisten Kids sehr genau unterscheiden können zwischen dem, was sie auf dem Screen sehen, und dem sogenannten Reallife. Das Sexualverhalten und die Einstellung zur Sexualität scheinen doch weitgehend von der Erziehung und dem Elternhaus abzuhängen, und nicht von dem, was den Heranwachsenden auf der Straße und in den Medien begegnet. Reden Sie also mit Ihren Kindern über Sex und Pornografie, zeigen Sie ihnen durch Ihr eigenes Beispiel, dass das eigene Bauchgefühl im Zweifelsfall immer der beste Ratgeber ist. Wenn sich etwas nicht gut anfühlt: Weg damit! Schluss, aus. Wegklicken.

Doch nun wieder zu Ihnen, den Erwachsenen. Haben Sie schon mal einen Porno angeschaut? Bravo, wenn Sie ehrlich sind, denn hätten Sie jetzt Nein gesagt, hätte ich Ihnen nicht geglaubt. 80 Prozent aller Deutschen haben sich mindestens einmal im Leben einen Porno angesehen, wobei die Betonung auf dem Wörtchen »mindestens« liegt. Übrigens gilt auch für Erwachsene, dass die Auswirkung von Pornos ganz entscheidend von der jeweiligen persönlichen Verfassung und vom familiären und kulturellen Hintergrund abhängt. Ob Pornos eine Bereicherung des Sexlebens oder eine Gefahr darstellen – diese Frage ist also nicht allgemein zu beantworten.

In der Bundesrepublik sind schätzungsweise rund eine halbe Million Erwachsene pornosüchtig, und hier hört der Spaß dann leider auf. Vor allem junge Männer zwischen 20 und 30 Jahren seien besonders anfällig dafür, sagen die Sexualpsychologen. Pornosucht ist eine der Suchtformen, die ähnlich wie Glücksspielsucht, Kaufsucht oder Ess-Sucht nicht stoffgebunden ist. Sie gehört zu den Verhaltenssüchten, ist häufig mit Videospielsucht und Masturbationssucht gekoppelt und nimmt in ihrer verschärften Form geradezu groteske Formen an. Seit es das Highspeed-Internet möglich macht, können User auf zwei oder drei Bildschirmen gleichzeitig Filme laufen lassen und von einer

Szene zur anderen switchen. Das erlaubt es ihnen, sich stundenlang von einem Höhepunkt zum nächsten zu jagen.

Was sind das für Menschen, mag man sich fragen. Man kann
sich ihre Pein und ihre Not gut vorstellen, wenn sie nächtens
einsam ihre Filme schauen und sich dabei entladen. Einmal,
zweimal, wer weiß, wie oft sie es schaffen und wie viele Sekunden sie sich danach gut fühlen. Was also sind das für Männer?
Sind sie gehemmt, finden sie keinen Sexpartner, leben sie isoliert
irgendwo im Niemandsland? Möchte man meinen. Forscher haben herausgefunden, dass zwar 60 Prozent der Pornosüchtigen
einsam oder depressiv oder wenig selbstbewusst sind, aber die
restlichen 40 Prozent weisen überhaupt keine psychischen Auf-
fälligkeiten auf. Viele sind liiert, leben in festen Beziehungen.

Wenn Sie eine Frau sind und denken, Männer seien nun mal
so, sie schauen Pornos und masturbieren dabei, man möge es
ihnen doch gönnen, dann spricht das für eine großzügige Haltung. Aber Sie sollten wissen, dass Sie die Leidtragende sind,
wenn Ihr Partner zu den Pornosüchtigen gehört. Pornosucht ist
bei Weitem die gefährlichste unter den Verhaltenssüchten. Die
Abhängigkeit setzt sehr schnell ein, und jede Sucht gefährdet
eine Beziehung. Aber diese belastet vor allem den Sex zwischen
Ihnen und Ihrem Partner und damit letztlich natürlich auch Ihre
Beziehung. Viele Pornosüchtige leiden unter Erektionsstörungen, wenn sie mit ihrer Partnerin schlafen. Wenn sie es überhaupt noch tun, denn die meisten verlieren die Lust darauf.

Auch ich habe das Thema unterschätzt, bis ich mit einer jungen Frau telefonierte, die deswegen Rat bei mir suchte. Sie gab
mir die Erlaubnis, ihren Fall zu schildern. Die Frau war seit
zwei Jahren mit ihrem Lebensgefährten zusammen. Seit einem

halben Jahr, sagte sie, schliefen ihr Freund und sie aber kaum noch miteinander, er entziehe sich ihr zunehmend. Eine Affäre halte sie für ausgeschlossen, weil er selten weggeht und viel zu Hause vor dem Computer hängt. All ihre Versuche, ihn zu verführen, scheiterten, er fände die absurdesten Ausreden, warum er gerade keine Lust auf Sex habe. Die Frau war mittlerweile sehr unruhig deswegen. Sie fühlte sich als Frau nicht mehr wahrgenommen. Ihre Beziehung drohte auseinanderzufallen, weil sich die Spannung zwischen ihnen inzwischen auch im Alltag ausdrückte. Immer häufiger gab es Streit und Auseinandersetzungen über Lappalien, eine offene Aussprache war kaum mehr möglich, weil der Mann jeder Diskussion auswich.

Eines Nachts habe sie dann den wahren Grund für ihr Beziehungsproblem entdeckt. Wieder einmal war sie nach einem vergeblichen Verführungsversuch frustriert eingeschlafen. Diesmal wachte sie aber mitten in der Nacht auf und fand den Platz im Bett neben sich leer vor. Also stand sie auf, um nach ihrem Freund zu suchen. Und da fand sie ihn, in seinem Arbeitszimmer, erregt masturbierend vor dem Computer. Er schaute einen Pornofilm.

Das amerikanische Psychologen-Paar Marnia Robinson und Gary Wilson hat die neurochemischen Effekte der durch Pornosucht erzeugten Superstimulation aufs Gehirn untersucht. Dopamin, der Stoff, der das sexuelle Begehren weckt und dessen Ausschüttung im Laufe einer langjährigen sexuellen Beziehung natürlicherweise nachlässt, wird während ständigen Pornoschauens sozusagen dauerausgeschüttet. Doch statt Lust auf die Partnerin zu entwickeln, sucht man immer weiter Erregung durch Sexfilme. Das ist also die wissenschaftliche Erklärung.

Problematisch fand ich die Erkenntnis der Psychologen, dass der Grundstein für Pornosucht oft schon bei elf- bis zwölfjährigen Jungen gelegt werde, deren Gehirn besonders anfällig für Abhängigkeiten sei. Genau diese Jungs verbringen ja am liebsten ganze Nachmittage mit Internetspielen und gleiten leicht, von den Eltern unbemerkt, auf Pornoseiten ab.

Als Robinson und Wilson ihre Seite »yourbrainonporn.com« ins Netz gestellt haben, erreichte sie eine Flut von Mails pornosüchtiger Männer, die dankbar waren, sich endlich über ihr Problem austauschen zu können. Das Psychologen-Paar war geradezu schockiert von dem Leid, das aus den Lebensbeichten sprach. Die Auswirkungen der Pornosucht werden massiv unterschätzt, fanden die Psychologen, der Leidensdruck der Betroffenen sei immens. Am meisten machen den Männern ihre Beziehungsprobleme zu schaffen. Sie klagen darüber, beim Sex mit ihren Partnerinnen nichts mehr zu fühlen, seien vollkommen abgestumpft, bewegten sich mechanisch und stereotyp wie Roboter.

Inzwischen bieten Marnia Robinson und Gary Wilson Beratungen an, um den Männern zurück zu einem normalen Sexleben zu verhelfen. Unter anderem möchten sie jetzt herausfinden, wie lange ein durch Dopamin überstimuliertes Gehirn braucht, um zu seinem normalen Aktivitätslevel zurückzufinden. Die bisherigen Erfahrungen zeigen, dass vor allem ein junges Gehirn schon nach dreiwöchiger Pornoabstinenz wieder in der Lage ist, auf schwächere Reize zu reagieren. »Stellen Sie Ihren inneren Computer also auf Reset, und fangen Sie von vorn an«, rät das Paar den Porno-Usern. Drei Wochen keine Filme mehr, aber auch kein Sex mit der Partnerin. Und dann mit Karezza beginnen, der Kunst langsamen Streichelns ohne sexuellen Vollzug, ohne Höhepunkte. Slow down also, auf allen Ebenen. Ganz behutsam und mit viel Achtsamkeit darf dann wieder etwas entstehen, was die Partner von innen heraus verbindet. Wenn das Thema Sie interessiert und Sie wissen möchten, was sich hinter diesen Begriffen und diesem Vorgehen versteckt: In Teil II und III werden Sie eine Menge darüber erfahren, denn das, warum es beim Sex in der neuen Zeit geht, ist recht ähnlich.

Brauchen wir wirklich Abgründe?

Den meisten von uns, die sich hin und wieder erotischen Appetit durch Filme holen, ist nicht ganz geheuer bei dem, was einem zurzeit im Netz oder in nächtlichen TV-Sendungen entgegenstöhnt. Wer sucht, der findet heute alles – vom Analverkehr in Nahaufnahme über Kot essende Mulattinnen bis hin zum Sex mit Pferden oder einer Sektflasche. Gemästete weibliche Ungetüme, die sich Männern aufs Gesicht setzen und ihnen den Atem nehmen, bis sie kurz vorm Ersticken sind. Immer mehr, immer extremer, immer schlimmer. Auch hier wieder das Phänomen der Sucht. Gibt es noch eine Steigerung? Es muss sie geben, denn die Pornofilmbranche macht seit der Gründung von »Youporn« herbe Umsatzverluste, man spricht schon von 30 bis 40 Prozent. Im Internet sind die Filme gratis und ohne Jugendschutz. Und was tun die armen Pornofilmproduzenten, um sich die Aufmerksamkeit ihrer Zuschauer zurückzuholen? Sie verlangen von ihren Darstellern immer brutalere Praktiken bei immer schlechterer Bezahlung. Vor allem die Frauen tragen schlimme Verletzungen davon: Geweberisse im Schlund durch

»Deepthroat« – einen besonders brutalen Oralverkehr, bei dem
die Frauen mit angstgeweiteten Augen gegen den Würgereiz an-
kämpfen. Geweberisse im Anal- und Genitalbereich ... Ach, es
ist mir schon widerlich, das alles hinschreiben zu müssen. Nur
noch dies vielleicht: Irgendwann wurde eine ehemalige Porno-
darstellerin gefragt, wie sie die Zukunft der Pornoindustrie
sehe. Sie antwortete: »Vielleicht lässt man jemandem einen
Schnellzug in den Arsch fahren? Ich weiß wirklich nicht, was
man sich sonst noch ausdenken könnte.«

Ich wüsste etwas: aufhören mit dem Wahnsinn. Umkehren
und die Entwicklungsspirale in die andere Richtung drehen.
Und siehe da, es geht doch! Wie zu jedem Trend immer ein Ge-
gentrend entsteht, macht sich zurzeit auch in der Pornobranche
eine Art Fairtrade-Bewegung breit. Statt immer drastischer, immer schlimmer kommt zurzeit eine Art entschleunigter Erotik-
film in Mode, der tatsächlich unter dem Namen »Slow Porn
Movement« firmiert. In Anlehnung an die Slow-Food-Bewegung aus Italien, die sich regionalen und saisonalen Produkten
und artgerechter Tierhaltung verpflichtet fühlt, wollen die Ver-
treterinnen der neuen Langsamkeit – es sind überwiegend Frau-
en, denen so etwas einfällt – dem üblichen Rauf, Rein, Raus
und Abspritzen etwas entgegenhalten. In den Filmen dieser In-
diepornbranche entscheiden die Darsteller selbst, wie weit sie
gehen möchten, und werden sogar prozentual an den Einnahmen beteiligt.

Die Regisseurinnen behaupten übrigens, sie drehten keine
Pornos, sondern Filme über Sex – oder Filme, die zufällig sexy
sind. Zum Beispiel »Häppchenweise«, ein sogenanntes post-
pornografisches Filmprojekt von Maike Brochhaus, die zur Fi-

nanzierung eine Crowdfunding-Plattform ins Leben gerufen hat. In ihrem Film treffen sich sechs attraktive junge Menschen in einem modern gestylten Wohnzimmer mit versteckten Kameras zum Abendessen. Sie spielen Flaschendrehen und unterhalten sich dabei über Sex. Alles ist möglich, nichts muss passieren. Und dann geschieht so viel Zärtlichkeit, so viel Erotisches, dass aus dem Film ein Kassenschlager wurde. Die neue Langsamkeit zieht jetzt also auch in diese Branche ein und erhält Auszeichnungen und Aufmerksamkeit.

Ich finde die Entwicklung begrüßenswert, keine Frage. Trotzdem ist auch langsam und sensibel gezeigte Pornografie immer noch Pornografie. Auch die »artgerechte« Behandlung der Darsteller kann nicht darüber hinwegtäuschen, dass Pornos den Menschen in einer würdelosen Form auf seine Geschlechtsteile reduzieren. Wäre es nicht mal eine Idee, Filme über Sex zu drehen, die den Wunsch der meisten Menschen nach intimer, authentischer Sexualität stärken – nach Sex, der die Seele mit einbezieht?

Bei allem Verständnis für das Abgründige – ich glaube nicht, dass Sex immer schmutzig und böse sein muss, damit er uns anmacht – diese eben beschriebenen Alternativen im Bereich Film beweisen das ja auch. Und man kann das Ganze durchaus in größere Zusammenhänge setzen: Ist es nicht gerade das unreflektierte Baden in Abgründen, das so viel Leid und Zerstörung in unsere Welt gebracht hat? Haben wir uns jemals gefragt, ob es Alternativen gibt, die genauso lustvoll und faszinierend sind, uns aber abheben statt abstürzen lassen?

Wollen wir weiter nur den immer geileren Kick, oder wollen wir Gefühl, Seele, Innenleben mit einbeziehen, weil wir ahnen, dass es da etwas viel Besseres, Größeres und Erfüllenderes gibt? Wer sich für diesen Weg entscheidet, ist herzlich eingeladen, diesem Buch weiter zu folgen. Er wird merken, dass es dadurch keinesfalls langweiliger im Bett wird, im Gegenteil …

Die Zeit für eine sexuelle Revolution ist – jetzt!

Nun verstehe ich mich weder als Prophetin noch als Predigerin oder als Sexguru. Aber ich möchte Ihnen vorschlagen, Ihr sexuelles Bewusstsein zu erweitern. So etwas funktioniert nicht von heute auf morgen, aber dass es sich lohnt, kann ich Ihnen aus eigener Erfahrung bestätigen. Unser sexuelles Empfinden und Erleben verändern sich von Grund auf, sobald wir unsere Einstellung zur Sexualität ändern. Sexuelles Bewusstsein hat viel mit Sex, aber eben auch mit Bewusstsein zu tun, und Bewusstsein wiederum hat etwas mit Mitwissen, Mitwahrnehmen und Mitempfinden zu tun. Wenn wir unser sexuelles Bewusstsein erweitern, erweitern wir unseren Wissensschatz über sexuelle Vorgänge, aber auch unsere Meinung darüber. Im zweiten Teil finden Sie zum Beispiel eine Übung, um Ihren unbewussten Überzeugungen über Sex auf die Schliche zu kommen und die negativen Glaubenssätze, die Sie mit dem Thema verbinden, zu löschen. Je intensiver Sie sich mit den Themen rund um Sexualität auseinandersetzen, desto leichter wird es Ihnen fallen, aus eingefahrenen Denkschienen auszubrechen.

Ich kann nicht oft genug wiederholen, dass unsere Sexualität die stärkste Transformationskraft ist, die wir besitzen. Ich halte es für ein globales Drama, dass wir diese großartige Energie nicht besser nutzen – ja, dass wir sie missbrauchen und uns damit Schaden zufügen. Sexualität ist ein Werkzeug, das wir nicht hoch genug einschätzen können. Und es ist immer da, jederzeit! Ein ganzes Leben lang steht es uns zur Verfügung. Wie mit jedem Werkzeug können wir auf viele Arten damit umgehen. Wir können unsere Sexualität benutzen, um Spaß zu haben, unsere Lust zu leben, um uns zu entladen und wieder aufzuladen. Das tun die meisten Menschen. Natürlich können wir Sex auch als Machtinstrument einsetzen, etwa um zu manipulieren, um andere zu benutzen oder zu missbrauchen, was leider auch sehr viele Menschen tun. Aber wer von uns hat schon gelernt, seine Sexualität zu nutzen, um ganz und gar zu sich selbst zu kommen und als Mensch zu erblühen?

Wir sind so sehr damit beschäftigt, trotz Job und Familie, Krediten fürs Eigenheim und dem Stress mit den Schwiegereltern ein einigermaßen zufriedenstellendes Liebesleben hinzubekommen, dass wir die Nutzung seiner horizonterweiternden Kraft gar nicht in Betracht ziehen. Richtig genutzt, wirkt sich sexuelle Liebe heilend auf alle Lebensbereiche aus. Und nun stellen Sie sich vor, was geschähe, wenn nur zehn Prozent der Menschheit das Potenzial ihrer sexuellen Kraft im besten Sinne nutzen würden. Es würde sich auf die gesamte Menschheit auf diesem Erdball auswirken. Auf den Umgang mit Job und Familie, mit den Schwiegereltern, mit Fußball und Bier, aber auch auf den Umgang mit Geld, mit Pflanzenschutzmitteln, mit Motorsägen im Regenwald und mit Euro-Rettungsschirmen. Ich gebe zu, das ist eine Vision. Aber ich könnte mir vorstellen, dass diese Vision Sie inspiriert und dass Sie dieses neue Wissen an andere Menschen weitergeben möchten. *Spread the news*, sagt man auf Englisch. Ich füge dem hinzu: Wenn auch nur eine einzige Leserin oder ein einziger Leser durch dieses Buch die ganze Kraft ihrer oder seiner Sexualität entdeckt, war es mir das Schreiben wert.

Wovon reden wir eigentlich?

Als ich bei Amazon den Suchbegriff Sex eingab, waren dort 33837 Buchtitel aufgelistet, zum Thema Erotik gab es 28245 Ergebnisse und zum Begriff Sexualität nur 12011. Ein interessantes Gefälle, dachte ich, aber auch nicht verwunderlich, schließlich interessieren wir uns nicht für Sexualität, sondern für Sex, die sogenannte praktische Ausübung der Sexualität. Im Normalfall denken wir bei dem Wort mit den drei Buchstaben sofort an das eine, nämlich an Geschlechtsverkehr. Eine Enzyklopädie beschreibt ihn als die Abfolge von Erektion (beim Mann) und Lubrikation (bei der Frau), Penetration des Penis in die Vagina und nachfolgendem Vor- und Zurückbewegen. Durch diese Gleitbewegungen werden Mann und Frau stimuliert. Es kann zum Orgasmus kommen.

Schauen wir aber im Sexuallexikon nach, ist mit Sex weit mehr gemeint als nur Geschlechtsverkehr. Sex wird als intimes Zusammensein zwischen zwei oder mehreren Sexualpartnern beschrieben, und zu den sexuellen Handlungen zählen neben dem Geschlechtsakt auch andere »vergleichbare Sexualpraktiken«. Wie man sieht, beginnt das erste Missverständnis schon bei der Definition.

Aber nun zum Sinn und Zweck von Sex, der laut Wikipedia »zahlreiche Funktionen« erfüllt. Zum einen befriedigt er die Libido, eine psychische Energie, die als sexuelle Triebkraft oder sexuelles Verlangen, Begehren oder Begierde definiert wird, zum anderen dient Sex in Form des Geschlechtsverkehrs der Fortpflanzung, und last but not least drückt er als wichtige Form der Interaktion Gefühle der Zärtlichkeit, Liebe und Zuneigung aus.

Bliebe noch die Erotik. Das griechische Wort *eros* kann mit »starkem Begehren« übersetzt werden und kommt damit in seiner Bedeutung der Libido ziemlich in die Quere. In einigen Lexika wird der Begriff auch als kultivierte Form der Sexualität definiert. Sigmund Freud hat Eros in seinen späteren Werken allerdings etwas entsexualisiert. Er bezeichnete Eros als die »Energie, die dem Lebenstrieb zugrunde liegt«. Wir Autoren benutzen das Wort gern als Synonym für Sex, wenn es darum geht, eine Wortwiederholung zu vermeiden, und oft versteckt sich hinter dem Gebrauch von Eros die Absicht, das »eine« etwas diskreter zu umschreiben. Denken wir nur an die erwähnten Onlineshops für Erotikversand oder an die Leuchtreklamen in Rotlichtvierteln. Am häufigsten taucht das Wort in seiner Eigenschaftsform auf, etwa wenn es um die Beschreibung einer entsprechend aufgeladenen Atmosphäre oder um die Ausstrahlung einer Person geht, um Dessous oder um die Anziehung zwischen zwei Partnern. Erotisch nennen wir das erregende Kribbeln und Knistern im Vorfeld, bevor es zu eindeutigen Aktivitäten kommt.

Aber wir sind noch nicht am Ende, denn der Vollständigkeit halber müssen wir noch die Sexualität als solche betrachten. Schon beim Lesen oder Aussprechen des Wortes nehmen wir eine neutralere Haltung an. Klar, da geht es um die wissenschaftliche, gesellschaftspolitische oder medizinische Erörterung – also um

Sexualfunktionen, um Verhalten und Gewohnheiten, Vorlieben und Abneigungen, Gesundheit, Krankheit und Perversion. Bei Amazon fallen unter diese Rubrik auch die Aufklärungsbücher.

Wie man sieht, deutet sich das Konfliktfeld der Sexualität schon beim Versuch einer Begriffsklärung an. So komplex und verwirrend ist der gesamte Themenbereich, dass jedes einzelne Wort so und so gedeutet, so und so gemeint und doch wieder anders gedacht werden kann. Ich für meinen Teil habe deswegen beschlossen, die Begriffe so zu benutzen, wie sie mir passend erscheinen.

Doch nun meine Frage an Sie, liebe Leserin, lieber Leser: Glauben Sie im Ernst, dass Sie bei insgesamt rund 74000 Büchern, die Sie zum Thema Sex, Erotik oder Sexualität zur Auswahl hatten, rein zufällig zu diesem Buch gegriffen haben? Ich glaube das nicht. Irgendetwas scheint Sie angesprochen zu haben. Vielleicht haben Sie das Bedürfnis, Ihr Sexleben wirklich mit etwas Spiritualität zu verbinden. Nur zu. Hier geht es zwar auch um Sex und um Erotik, vor allem aber um Ihr persönliches Lebensglück. Denn das steht und fällt mit Ihrer Sexualität!

Wenn Sie sich bis hierher durchgelesen haben, wissen Sie jetzt, dass Sie kein Sexbuch in Händen halten, sondern ein Buch über das Leben, das Sexualität mit einschließt. Alle Probleme mit der Sexualität sind Probleme mit dem Leben, also mit Beziehung, Beruf, Erziehung, Elternhaus, Familie, Werten, Vorstellungen, Lebenseinstellung und allem anderen, was uns noch umtreibt.

Vielleicht ist Ihnen bereits bekannt, dass Ihre Sexualenergie nichts anderes ist als Ihre Lebenskraft – die Chinesen nennen sie

Chi, die Inder Prana, wir westlichen Menschen sagen auf Neudeutsch Power dazu. Es ist das, was Sie antreibt und am Leben hält – ihr Lebenstrieb also. Je nachdem, mit welchen Blockaden oder Stressmomenten Sie gerade zu dealen haben, steht Ihnen mal mehr und mal weniger davon zur Verfügung. Aber eines können Sie nicht: Ihre Sexpower verstecken, sie schaut Ihnen nämlich direkt aus den Augen heraus, glauben Sie mir. Auch wenn Sie das jetzt nicht so gern lesen: Ihre Sexkraft spiegelt ziemlich genau Ihre momentane Verfassung, Ihre Lebenseinstellung und Ihre Persönlichkeit. Sind Sie ein Freigeist, verrückt und verspielt und immer bereit für neue Abenteuer – oder ein eher strukturierter Mensch, der klare Regeln mag und sich schwertut, wenn Situationen oder Gefühle außer Kontrolle geraten? Wahrscheinlich finden Sie sich irgendwo zwischen den beiden Extremen wieder. Wie wir zu unserer Sexualität stehen, zeigt sich in dem, was wir gern und gewollt herzeigen – wie Auto oder Outfit. Aber es zeigt sich auch in dem, was wir ungewollt zeigen, etwa durch Bewegung und Gestik, beim Tanz oder beim Gehen. Es gibt übrigens eine ernst zu nehmende Untersuchung der University of the West of Scotland, derzufolge man vom Gang und vom Hüftschwung einer Frau darauf schließen kann, ob sie häufige, vaginale Orgasmen hat oder nicht. Lange Schritte und wiegende, ausladende Auslenkbewegungen des Gesäßes oder kurze Trippelschrittchen bei stocksteifer Hüfte und chronisch zusammengekniffenen Pobacken – liebe Männer, mit welcher Frau würden Sie lieber ins Bett gehen? Na, da haben Sie doch schon die Antwort.

Nun weiß ich nicht, wie es zurzeit um Ihr Sexleben steht. Aber das spielt auch keine Rolle. Denn das, was Sie in diesem

Buch erfahren, gilt für alle Menschen in allen Lebenssituatio-
nen. Egal also, ob Sie mit Ihrem Sexleben vollkommen oder
eher überwiegend zufrieden sind, ob es Sie glücklich oder unglücklich macht, ob es Sie frustriert oder ob es gar nicht stattfindet, ob Sie bewusst asexuell leben, bisexuell oder homosexuell
sind oder verzweifelt nach einem Sexpartner suchen oder zu
viele davon haben und nie den richtigen. Wie gesagt, es ist nicht
wichtig, was gerade in Ihrem Bett geschieht. Wenn Sie das Buch
bis zu Ende gelesen haben, werden Sie ohnehin anders darüber
denken.

Sexueller Overkill versus Lustflaute

Auf meinem Weg durch die Unwägbarkeiten der modernen Sexualität bin ich vielen gegensätzlichen Strömungen begegnet.
Über Sadomaso und Pornografie hatten wir bereits gesprochen.
Doch zur Bestandsaufnahme gehört auch dieses Phänomen:
Lustlosigkeit. Da meinen wir, es endlich geschafft zu haben und
in einem Klima von Toleranz und Aufgeschlossenheit zu leben,
fühlen uns aufgeklärt wie nie zuvor, genießen sexuelle Freiheiten, und dann das: Sexüberdruss! Anorgasmie! Die Libido
schwächelt. Die menschliche Psyche antwortet auf das Überan-
gebot mit Verweigerung. »Wenn Sex überall verfügbar ist, verliert er den Glamour und lässt unser Begehren sterben«, bestätigt
die Vorsitzende der Deutschen Gesellschaft für Sexualforschung
Ulrike Brandenburg in einem Dossier der Zeitschrift »Brigitte«
über Pornografie. Nicht Pornos, sondern »Lustlosigkeit ist derzeit unser größtes Problem«. Tatsächlich scheint der sexuelle
Overkill vielen von uns die Lust an der schönsten Sache der

Welt zu verderben. Das zumindest belegen diese erschreckenden
Zahlen:

➤ Laut Dr. Peter Hausser vom Berufsverband der Frauenärzte
leidet jede vierte Nordeuropäerin zwischen 40 und 80 Jahren unter Lustlosigkeit. 17 Prozent bekommen nie einen Orgasmus.

➤ Nach Angaben des Magazins »Focus« hat jeder fünfte Mann
Angst, den sexuellen Ansprüchen seiner Partnerin nicht zu
genügen. Vor allem junge Männer suchen als Ausweg die
sexuelle Befriedigung im Internet.

➤ Amerikanische Forscher gehen davon aus, dass fast jede
zweite Amerikanerin zwischen 18 und 59 Jahren unter einer
behandlungsbedürftigen, sexuellen Störung leidet. Ausgerechnet im Land von *Sex and the City* sollen 43 Prozent der
Frauen unter FSD leiden, der Abkürzung für *Female Sexual
Dysfunction*. Auf gut Deutsch, sie haben keine Lust auf Sex.

➤ Nicht das Alter der Paare, sondern das Alter der Beziehung
vermindert die Häufigkeit des Geschlechtsverkehrs. Schon
nach einem Jahr hatten an der Uni Hamburg befragte Stu-
dentenpaare zwischen 19 und 32 Jahren weniger Sex als am
Anfang, nach sechs Jahren spürten 40 Prozent der Männer
und 60 Prozent der Frauen deutlich weniger Lust.

➤ Nach einer Umfrage der Zeitschrift »Psychologie heute« hat
jedes zweite deutsche Paar wochenlang keinen Sex, bei 47
Prozent findet dreimal im Monat Sex statt.

➤ 35 Prozent der deutschen Frauen haben für gewisse Zeiten in
ihrem Leben keine Lust auf Sex, sagt pro familia Deutsch-
land. Viele von ihnen geben aber dem Drängen ihrer Partner
nach, um diese an sich zu binden.

➤ Laut einer auf der Onlineseite des »Stern« veröffentlichten Hamburger Studie gaben 51 Prozent der Frauen und 24 Prozent der Männer an, selten Lust auf Sex zu haben.

➤ Frauen können sehr gut auf Sex verzichten. Das hat das Magazin »Petra« bei einer Umfrage von über 1000 Frauen zwischen 29 und 39 herausgefunden. Gefragt, wie lange sie schon einmal auf Sex verzichtet haben, antworteten 27 Prozent, sie hätten schon ein halbes Jahr abstinent gelebt, bei 41 Prozent war es schon ein ganzes Jahr und 32 Prozent hatten schon zwei und mehr Jahre keinen Sex. Am erstaunlichsten war jedoch die Tatsache, dass 29 Prozent der Befragten angaben, sie könnten Sex durchaus ganz aus ihrem Leben streichen. »Bevor nicht der Richtige kommt, bei dem Gefühle im Spiel sind, haben Frauen lieber gar keinen Sex«, ist das Fazit der Hamburger Sexualtherapeutin Ann-Marlene Henning.

➤ Doch es gibt auch jede Menge Männer, die längere Zeit ungeküsst bleiben. Jeder fünfte deutsche Mann kennt bereits sexuelle Unlust, behauptet Sexualforscher Reinhard Kleber von der Uniklinik Hamburg. Und der Grund ist hier nicht die Pornosucht.

➤ Die Redaktion von express.de befragte Männer, mit welchen Ausreden sie sich vor sexuellen Aktivitäten drücken: 37 Prozent jammern, dass sie am nächsten Morgen früh aufstehen müssen, 35 Prozent entschuldigen sich mit Stress im Büro, 28 Prozent gestehen, dass sie mit ihren Gedanken woanders sind, 23 Prozent behaupten, sie fühlten sich nicht wohl, 19 Prozent beschweren sich, dass Frauen immer können, Männer aber nicht, ebenfalls 19 Prozent wollen die Partnerin angeblich nicht mit ihrer Erkältung anstecken.

Und woran liegt sie jetzt genau, die grassierende Sexunlust unter den Geschlechtern? Zunächst zu den körperlichen Ursachen. Bei sehr vielen Frauen verändern sich die Lust und das Sexualverhalten zum Beispiel durch die Antibabypille. Die darin enthaltenen Gestagene, die zum Schwangerwerden und auch während der Schwangerschaft eine große Rolle spielen, versetzen viele Pillenanwenderinnen in eine gemütlichere Stimmungslage. So manche blühende lustvolle, offensive Frau verwandelt sich dann in ein mildes, geduldiges, manchmal fast schon mütterliches Wesen. Das allein wäre nicht mal so tragisch, wäre da nicht auch die Sache mit der gedämpften Lust. Ich selbst hatte, als ich nach fast 13 Jahren die Pille absetzte, das Gefühl, als hätte sich eine Art Schleier von meinem Lustempfinden gehoben. Es war deutlicher, direkter, intensiver und klarer geworden.

Es wundert nicht wirklich, dass Frauen unter dem Einfluss der Pille ganz andere Männer bevorzugen als ohne. Eine Freundin von mir hat das sehr genau zu spüren bekommen. Sie war mit einem sehr liebevollen Mann zusammen und genoss die Einvernehmlichkeit in ihrer Beziehung, doch wie über Nacht veränderte sich die Stimmung zwischen den beiden, ohne dass sie einen Grund dafür nennen konnte.

»Ich weiß nicht, was los ist zwischen uns«, jammerte sie bei einem Treffen, »wir verstehen uns einfach nicht mehr. Irgendwie stimmt die Chemie zwischen uns nicht«, sagte sie. Als ich wissen wollte, welche äußeren Umstände sich in ihrem Leben denn verändert hätten, meinte sie spontan: »Nichts. Es ist alles wie immer.«

»Bist du dir da wirklich sicher?«, hakte ich nach. »Nimmst du irgendwelche Medikamente?«

»Ganz im Gegenteil«, war die Antwort, »ich nehme keine mehr. Ich habe die Pille abgesetzt.«

Damit war alles klar. Für meine Freundin jedoch änderte sich einiges. Sie trennte sich kurzerhand von ihrem fürsorglichen Freund und landete, wie sollte es anders sein, bei einem deutlich maskulineren Mann. Damit wurde ihr Leben zwar nicht unbedingt einfacher, aber deutlich aufregender.

Natürlich nehmen uns auch ganz handfeste körperliche Probleme die Lust, etwa mangelnde Durchblutung im Genitalbereich oder neurologische Krankheiten. Bei den Frauen können Operationen wie Gebärmutterentfernung oder Eingriffe bei der Geburt schuld sein. Möglich sind auch Medikamente, mit denen Krankheiten wie Bluthochdruck oder multiple Sklerose behandelt werden, oder es sind die Krankheiten selbst – wie Schlaganfall, Übergewicht oder Diabetes.

Weitaus häufiger aber ist es die Psyche, die die Lust versiegen lässt. Lustkiller Nummer eins ist bei Frauen und Männern der Stress. Aber was genau stresst uns denn so? »Bei Frauen sind Kommunikationsprobleme in der Partnerschaft, Überforderung, Ängste und Erschöpfung zu 75 Prozent für Libidoverlust verantwortlich«, sagt Dr. Manfred Stumpfe vom Berufsverband der Frauenärzte. Bei den Männern kommt zu den besagten Stressoren noch der Leistungsdruck hinzu. Sie möchten um jeden Preis ein guter Liebhaber sein und haben Angst, im Bett zu versagen. Dabei wissen wir es doch schon lange: Wer meint, sich oder dem Partner beim Liebesspiel etwas beweisen zu müssen, dem vergeht als Erstes die Lust am Spiel.

Libidoverlust gilt bereits als Zivilisationskrankheit, die sich durch alle Altersklassen und Einkommensschichten zieht. In der

Sprache der Ärzte und Psychologen handelt es sich dabei um eine multifaktorielle Störung. Das heißt, sie ergibt sich aus komplexen Prozessen, bei denen die Lebensumstände, aktuelle Stressereignisse und psychosomatische Belastungen eine Rolle spielen. Auch Burnout, Depressionen, sexueller Missbrauch und andere Traumata kommen infrage. Und zu alledem dann noch der eigene Perfektionsanspruch, eine Granate im Bett zu sein. Leid über Leid in Sachen Sex. Mit fatalen Folgen. Sobald das stärkste Bindemittel zwischen Frau und Mann brüchig wird, gehen die meisten Beziehungen früher oder später auseinander. Mangelnde Lust: der häufigste Scheidungsgrund und gleichzeitig eines der letzten Tabus in unserer Gesellschaft. Wer mag sich heute schon dazu bekennen, kein Interesse an Sex zu haben oder noch schlimmer: schlecht im Bett zu sein! Geht gar nicht.

Spiel mit, oder du bist raus

Dass es für den Menschen immens wichtig ist, für das andere Geschlecht interessant zu bleiben, liegt in seiner Biologie begründet. Sexuelle Attraktivität ist und bleibt ein wesentlicher Faktor unseres Selbstbewusstseins. Wenn Frauen in den Wechsel kommen, beginnt für sie eine Zeit, in der sie weniger von der Männerwelt wahrgenommen werden. Das wäre eigentlich nicht weiter schlimm, weil sich das Selbstwertgefühl dann auf neue Werte und Inhalte stützen kann. Dem ist aber leider nicht oft so. Ich kenne viel zu viele Frauen, die ihre Zeit und Energie konzentriert und, so scheint es oft, auch verbissen, darauf konzentrieren, ihre Jugendlichkeit zu erhalten oder zurückzugewinnen. Und ich erinnere mich nur zu gut an den Abend in einer Bar im kalifornischen Santa Monica, als meine eigene sexuelle »Einsetzbarkeit« getestet wurde. Ich war gerade 49 geworden und mit einem texanischen Geschäftsmann etwa gleichen Alters ins Plaudern gekommen. Wir unterhielten uns angeregt über sein Business, als ich merkte, dass mein Gesprächspartner immer häufiger an mir herauf und herunter schaute, um meinen Körper einzuschätzen. Offensichtlich war er sich über mein Alter nicht im Klaren und unschlüssig, ob er mich nun anmachen sollte oder nicht. Irgendwann fragte er dann konkret nach, wie alt ich sei. Nachdem ich ihm wahrheitsgemäß geantwortet hatte, meinte er anerkennend: »Nearly fifty and still juicy.« Mit fast 50 noch im Saft! Das war es, was ihn die ganze Zeit beschäftigt hatte. Ich hätte diesem Mann gern eine kleine, feine Replik zurückgegeben, aber erstens fiel mir mal wieder keine passende Redewendung ein, und zweitens verstand ich nur zu gut, dass er die Bemerkung als echtes Kompliment gemeint hatte. So funktioniert sie nun mal, unsere Biologie. Solange Frauen noch »juicy« sind, taugen sie als Sexualobjekt, danach kommen sie nur noch als Großmutter zum Hüten der Enkel infrage.

Feminismus hin oder her, unsere Sexualhormone scheren sich nicht um Gesellschaftspolitik. Wir Frauen müssen uns damit abfinden, dass wir nur im gebärfähigen Alter jene verführerischen Pheromone ausströmen, die uns für das männliche Geschlecht sexuell anziehend machen. Dass damit die Lust und die sexuelle Erlebnisfähigkeit noch lange nicht zu Ende sind und im Gegenteil häufig erst richtig erblühen, steht auf einem ganz anderen Blatt.

Diese erbärmlichen Sextipps!

In meinem Beruf als Autorin beschäftige ich mich seit vielen Jahren mit den Sextrends dieser Welt. Ich kenne die Diskussionen über richtige oder gefakte Orgasmen, über vaginale Lust und klitoralen Kitzel, ich habe schon so manchen Kongress der Sexualmedizin besucht und eine Menge Psychologen interviewt. Als Medienprofi weiß ich nur zu gut: sex sells! Aber langsam werde ich der Sextipps überdrüssig, weil ich zu genau weiß, wie wenig sie bringen! Wer ernsthafte Probleme mit seinem Liebesleben hat, wird mit den oberflächlichen Tipps aus einem Magazin nichts anfangen können, er muss zum Arzt oder zum Therapeuten. Wirklich interessant sind die Beiträge nur für Leute, die Inspiration suchen oder deren Probleme im Bereich der Befindlichkeitsstörungen anzusiedeln sind.

Trotzdem wollte ich wissen, welche Ratschläge und Maßnahmen gegen Sexprobleme zurzeit in Umlauf sind, denn auch Sextipps sind Moden und dem Zeitgeist unterworfen. Was also raten die Zeitungen, Magazine und Onlineportale derzeit über die »Flaute im Bett?« Wie bleibt die Liebe aufregend?

Nicht hysterisch werden und gleich die ganze Beziehung anzweifeln, wenn das Liebesleben mal nicht so flutscht wie im Porno, schreibt die Erotikautorin Sophie Andresky in der Zeitschrift »Joy«. Sie rät Paaren, während der Lustflaute einfach weiter körperlichen Kontakt zu halten, und wenn es nur das Kuscheln vor dem Fernseher ist. Auf keinen Fall solle man den Partner oder die Partnerin mit Vorwürfen traktieren, stattdessen mache ein »Ich vermisse dich« dem anderen klar, dass es um ihn als Person und nicht um seinen Liebesdienst geht. Manchmal habe einer der beiden einfach keinen Appetit mehr auf das bisher Übliche, dann könne es helfen, mal etwas Neues auszuprobieren – zum Beispiel gemeinsam Sexbücher lesen, Toys ausprobieren, einen Quickie unter der Dusche oder die Nummer mit den Reitstiefeln ausprobieren. »Je mehr man sich mit Sex beschäftigt, desto interessanter wird das ja.« Ansonsten rät Frau Andresky: »Es einfach tun. Der Appetit kommt mit dem Essen.«

Klingt cool, was die Sexpertin da so von sich gibt, aber ich fürchte, es hilft nur Paaren, die genauso cool und locker drauf sind wie die Autorin selbst. Prima also, wenn es sich bei der Lustflaute wirklich nur um eine leichte Verstimmung handelt, die dem Alltagsstress oder der üblichen Zeitnot geschuldet ist. Liegt dem nicht mehr funktionierenden Liebesleben jedoch eine ernsthafte Beziehungsstörung zugrunde, können weder Sexspielzeug noch die heißesten Lederstiefel etwas kitten. Da darf dann schon etwas genauer hingeschaut werden.

Und das tun heute glücklicherweise viele Paare. Wenn im Bett nichts mehr geht, suchen viele von ihnen einen Therapeuten auf. In der Tat löst sich in der psychologischen Sprechstunde so mancher Knoten, und viele Ehen können entweder gekittet und weitergeführt oder einvernehmlich aufgelöst werden, sodass jeder der Partner wieder eigene Wege gehen kann. Oft hält der Erfolg einer Therapie aber nur eine Zeit lang an, weil die dem Problem zugrunde liegenden Störungen und Verhaltensmuster zu tief sitzen und sich irgendwann wieder Bahn brechen.

Ich bin der tiefen Überzeugung, dass die wirkliche Heilung sexueller Probleme nur möglich ist, wenn auch die geistige und spirituelle Dimension einbezogen wird. Doch genau davor hüten sich die meisten Paartherapeuten und Sexualmediziner, weil sie fürchten, als unseriös zu gelten oder gar in die esoterische Ecke abgedrängt zu werden, sobald sie das Konzept der Schulwissenschaft verlassen. Wie schade. Ich glaube, viele Paare wären äußerst dankbar, wenn ihnen jemand die Augen für die größeren, geistigen Dimensionen ihrer Sexualität öffnen würde.

Bevor man das unwägbare Terrain der Spiritualität betritt, versucht man es aber lieber noch einmal auf konventionellem Wege. Kann man die Libido nicht auch durch Operationen wieder aufpeppen? Es soll ja heute alles geben, warum nicht auch das? Und tatsächlich. Vor einigen Jahren habe ich einen Intimchirurgen interviewt, der sich auf zwei Bereiche spezialisiert hat. Er machte Schamlippen-Korrekturen, wenn die weiblichen Labien zu lang oder nicht perfekt geformt waren, und er spritzte lustlosen Frauen den G-Punkt auf. Liebe Leserinnen, ich hoffe, Sie kennen Ihren G-Punkt? Das ist ein zwei Fingerkuppen großer Bereich in Höhe der Bartholinischen Drüsen in der weiblichen Vagina, dessen Stimulation Ihnen angeblich besonders lustvolle Höhepunkte schenkt. Als er in den 1980er-Jahren entdeckt wurde, machten sich Millionen von Männern und Frauen auf Erkundungssuche. Manche wurden fündig und selig, andere haben nichts gefunden und wurden auch selig. Inzwischen wird die Existenz oder zumindest die Effizienz dieser Lustzone beim Liebesspiel zwar schon wieder angezweifelt, der Intimchirurg aber behauptete immer noch, schon zig Frauen mit seiner Methode zum Orgasmus verholfen zu haben. Das Vorgehen ist schnell erzählt: Der G-Punkt wird mit einer mit Hyaluronsäure gefüllten Spritze einfach vergrößert. Durch sein größeres Volumen soll er sensibler auf die Reibung durch den Penis reagieren. Sie wissen, was Hyaluronsäure ist? Das ist die gelartige Substanz, mit der ästhetische Chirurgen und Hautärzte ihren Kunden die Lippen, Wangen, Dekolletés und neuerdings auch die Kinnpartie aufpolstern. Faceforming nennt man das auf Neudeutsch, und seit ein paar Jahren ist nun auch der G-Punkt ein Einsatzbereich. In den USA, und dort vor allem in Hollywood, sind solche Eingriffe übrigens gang und gäbe. Ich hatte Kontakt mit einem Gynäkologen in Beverly Hills, der auf seiner Homepage mit Videos von strahlenden Ehepaaren wirbt. Die Frauen berichten, dass sie nach der Geburt ihrer Kinder Schwierigkeiten hatten, aber jetzt beim Sex endlich wieder etwas spüren, während die Männer im Werbefilm voller Stolz auf ihre Gattinnen blicken.

Ich kann beim besten Willen nicht in die Gefühlswelt dieser Frauen hineinblicken. Ich weiß nur eines, und das ist sicher: Was wir beim Sex fühlen, wird von unseren Gedanken gesteuert, egal ob vor oder nach der Geburt eines Kindes. Auch ich kenne den Männerwitz von dem Besenstil, den man in einen Putzeimer stellt – eine Anspielung auf die gefürchtete altersbedingte Weitung und Gewebserschlaffung des weiblichen Geschlechtsorgans. Aber bitte, meine verehrten Damen, lassen Sie sich um Himmels willen davon nicht bange machen. Das damit in Zusammenhang gebrachte *lost penis syndrom* ist ein seltenes Phänomen, das zudem meistens auf psychischen Ursachen beruht.

Doch zurück zu den beliebten Sextipps aus den Medien. Unter der Überschrift »So holen Sie sich die Lust zurück« wird den Userinnen des Schweizer Portals »femininleben« geraten, sich die Ursachen gründlich vorzuknöpfen. Tipp Nummer eins: »Wenn Sie mit sich oder Ihrem Partner im Unreinen sind, lohnen sich gemeinsame Schlichtungsgespräche ... Lösen sich erst einmal die Stressblockaden im Kopf, kommt auch Ihr Sexverlangen wieder in Fahrt.« Tipp Nummer zwei: »Gehen Sie tief in sich und überlegen Sie, welcher Sextyp Sie sind. Macht Sie schon eine einwöchige Sexpause wahnsinnig? Oder können Sie auch einen Monat lang locker ohne Sex auskommen?« Na, welcher Typ sind Sie nun? Und wenn Sie es wüssten – was würde es Ihnen bringen? Auch der nächste Ratschlag: »Machen Sie sich Ihre Sexskills bewusst: Was sind Ihre Vorlieben, Fantasien und Wünsche? Sind Ihnen diese erst einmal bewusst, können Sie mit Ihrem Partner darüber sprechen.« Tut mir leid, aber das ist praktisch unbrauchbar. Wie man heute weiß, können die wenigsten Paare das, was eine verfahrene Situation am ehesten retten könnte, nämlich miteinander reden. Wer hat schon gelernt, ein konstruktives Problemgespräch zu führen, zumal wenn es um ein so heikles Thema wie die eigene Sexualität geht!

Wie schon gesagt: Nach wie vor ist das Nachlassen der erotischen Anziehung für die meisten Beziehungen der Anfang vom Ende. Dass Leidenschaft und sexuelle Anziehungskraft parallel zu den Beziehungsjahren abnehmen – auf die rühmlichen Ausnahmen komme ich später zu sprechen –, ist eine Wahrheit, vor der sich jedes frischverliebte Paar fürchtet. Denn sobald es mit dem Sex nicht mehr stimmt, hängt die Gefahr einer Trennung in der Luft. Automatisch kommen Verlustängste auf, Misstrauen und Eifersucht entstehen. Holt er, holt sie sich das Fehlende woanders? Und wenn ja, hält die Beziehung das aus, oder bedeutet es das Ende? Wenn es aus ist, was wird aus den Kindern, dem Haus, dem Auto, dem gemeinsamen Kredit? Eine Beziehung steht und fällt mit der sexuellen Zufriedenheit beider Partner, damit ist die gnadenlose Wahrheit auf einen Punkt gebracht.

Wen wundert's also, dass man als Erstes zu den am leichtesten zugänglichen Mitteln greift, damit im Bett wieder die Funken sprühen. Ab 40 hat jeder zweite Mann Erektionsprobleme. Dafür gibt es Viagra. Aber hätten Sie auch gewusst, dass jeder fünfte Mann unter vorzeitigem Samenerguss leidet? Das wurde erst vor Kurzem publiziert, als zeitgleich eine Pille namens Priligy auf den Markt kam. Um die weibliche Erregung aufzupeppen, hat man bis heute immer noch keine wirksame Pille gefunden. Stattdessen werden Erregungsgels und Öle zur Steigerung der klitoralen Sensibilität angeboten. Ob sie helfen, weiß man nicht so genau.

Der einzige Tipp, der das ermüdende Liebesleben eines Paares wirklich wieder in Schwung bringen und lebendige Prozesse anregen kann, bezieht sich meiner Meinung nach auf Rollenspiele. Ich kenne ein Paar, bei dem das Rezept wirklich funktioniert hat. Die beiden, nennen wir sie einmal Sabine und Martin, haben ihr Spiel an einem Wochenende in einem Luxushotel konsequent durchgezogen. Die beiden buchten jeder ein Zimmer und reisten getrennt aus der gemeinsamen Wohnung an. Sie taten so, als begegneten sie sich an der Hotelbar zum ersten Mal. Sie mit neuer Haarfarbe und im raffiniert geschnittenen Kleid, er mit Dreitagebart und im lässigen Anzug. »Wir waren beide überrascht und gleichzeitig fasziniert vom neuen Stil des anderen«, erzählte Sabine, »es fühlte sich an, als stünden wir einer fremden Person gegenüber.« Tatsächlich konnte der Kick des frivolen Spiels das eingefahrene Rollenverhalten des Paares auflösen und neuen Spielraum für Experimente öffnen. »Bisher war Martin immer derjenige, der den dominanten, fordernden Part übernahm, und mir blieb nichts übrig, als darauf zu reagieren«, sagte Sabine, »aber an diesem Wochenende drehte ich den Spieß um und war die Verführerin.« Es scheint erfreulich gut gewirkt zu haben, denn beide kamen frisch verliebt nach Hause zurück. »Ein Push-up für jede Beziehung, das machen wir ab jetzt jedes Jahr einmal«, erklärten sie nach der Heimkehr.

Ich habe mich natürlich mitgefreut, aber ich nahm mir vor zu beobachten, wie lange die Frischekur dem Alltag wohl standhalten würde. Es funktioniert bereits erstaunlich lange. Vor allem hat das Paar gelernt, seine Zweisamkeit wie ein sensibles Pflänzchen zu behandeln. Wenn einer der beiden zu spüren glaubt, dass das Liebesleben ermüdet, spricht er es sofort aus. Eine Zeit lang haben sich die beiden auf regelmäßige Sexdates geeinigt, die jeder in seinem Terminkalender eintrug. »Donnerstag 18 Uhr: Sex« stand dann zum Beispiel im Aufgabenbereich des Smartphones. Der Abend blieb fix für den Liebsten oder die Liebste reserviert. Kann hocherotisch sein, hörte ich von Sabine. Man sei vorbereitet, habe Zeit, sich aufeinander einzustellen und hübsch zurechtzumachen. Tablet und Smartphone werden ausgeschaltet, das Notebook zugeklappt, die Klingel abgestellt. Und dann ist Quality-Time.

Gefällt Ihnen die Idee? Probieren Sie es doch! Ich behaupte nicht, dass Rollenspiele und Sexdates der Weisheit letzter Schluss seien. Aber jeder Versuch, eine Beziehung lebendig zu halten, ist nicht hoch genug einzuschätzen. Diesem Paar ist seine Beziehung wichtig, und es tut etwas dafür. Das ist allemal ein Schritt in eine gute Richtung.

Ich höre oft von Paaren, dass Beziehung Arbeit sei. Für mich hört sich das nach viel Mühsal an, weshalb ich das Wort Arbeit lieber durch Engagement ersetzen würde. Schließlich geht es in einer Beziehung ja darum, sich füreinander zu engagieren. Sich dem anderen mitteilen, gemeinsame Interessen entwickeln, Rituale pflegen – das sind wertvolle Ingredienzen einer Zweisamkeit. Viele »alte« Ehen nennen sich glücklich, obwohl die Ehepartner über Jahre nicht mehr miteinander geschlafen haben. Wie schön! Für den Austausch von Zärtlichkeit, Innigkeit und Intimität, den wesentlichen Faktoren einer guten Beziehung, braucht es also nicht in allen Fällen und nicht unbedingt sexuellen Vollzug. Und der sexuelle Vollzug, um einmal bei diesem Unwort zu bleiben, braucht keinen Orgasmus, um glücklich zu machen. Warum das so ist und wie es funktionieren kann, erfahren Sie später in diesem Buch.

Wie Körper beim Sex kommunizieren

Sexualpsychologen hören nicht auf zu betonen, dass die heutige, menschliche Sexualität nur zum geringsten Teil der Fortpflanzung dient. Nur vier Prozent aller westeuropäischen Paare tun es, um ein Kind zeugen. Uns zu vermehren ist zwar unser evolutionsbiologischer Auftrag, aber wir haben unsere Sexualität im Laufe unserer Menschwerdung kultiviert und ihr zwei zusätzliche Bedeutungen verliehen. Die eine ist Lust, klarer Fall. Niemand würde ernsthaft bestreiten, dass wir wegen des Lustgewinns miteinander ins Bett gehen. Aber es gibt noch ein anderes, viel stärkeres Motiv für den Liebesakt, es ist sogar das unterschwellige Hauptmotiv für den Sex zwischen Menschen: Kommunikation!

Tatsächlich ist Sex die wichtigste Kommunikationsform in

einer Beziehung. Und die ehrlichste obendrein, denn ein Körper kann nicht lügen. Kein noch so romantisches Liebesgeständnis, kein noch so teures Geschenk drückt die gegenseitige Wertschätzung so direkt, so glaubhaft und so unmissverständlich aus wie ein schöner, zärtlicher Liebesakt. Das ist den meisten Liebenden überhaupt nicht bewusst, obwohl sie es am ganzen Körper spüren.

Wenn zwei im Bett viel Spaß und Freude miteinander haben, fällt es ihnen leicht, im Alltag über Unstimmigkeiten hinwegzusehen. Durch Sex drückt sich eine Beziehung aus, Sex hält sie zusammen. Über Sex kommunizieren wir auf eine Art und Weise, die Worte nicht vermitteln können. Körpergrenzen lösen sich auf, Energien verschmelzen, unbewusste Botschaften werden ausgetauscht, und im günstigsten Fall öffnen sich für die Liebenden sogar neue Erfahrungsräume. Doch leider, leider hört es an diesem Punkt bei den meisten schon wieder auf. Zwischen fünf und elf Minuten dauert der durchschnittliche Geschlechtsakt, nur wenige Sekunden der Orgasmus. Danach lösen sich die Körper voneinander, und man kehrt in den Alltag zurück.

Haben Sie jemals darüber nachgedacht, dass der Sex, den Sie praktizieren, nur einen Bruchteil dessen ausmacht, was er sein könnte? Schließlich kommunizieren Sie dabei nicht nur mit dem Körper des Partners, sondern auch mit seiner Seele, seinem Unterbewusstsein und seinen Energiefeldern, in denen Millionen von Informationen gespeichert sind. Und das ist noch lange nicht alles. Ihr Energiefeld kommuniziert beim Sex mit dem gesamten Universum. Wenn Sie das Gefühl haben, mit dem Partner zu verschmelzen, tun Sie das Gleiche auch mit dem Rest der Welt! Nur wenige Menschen, denen ich so etwas erzähle, haben jemals davon gehört. Höchste Zeit also, dass Sie etwas darüber erfahren. Mag sein, dass Sie ahnen oder spüren, dass Sexualität noch andere Dimensionen berühren kann, aber wie soll man das anstellen? Niemand hat uns jemals beigebracht, das volle Potenzial unserer Sexualität zu nutzen. Wie gesagt: Zeit, dass es geschieht. Lesen Sie also weiter. In Teil 2 und Teil 3 werden Sie in das große Geheimnis eingeweiht.

Zunächst einmal können Sie jetzt verstehen, warum uns das Thema Sex und alles, was damit zusammenhängt, so beschäftigt. Nicht weil wir Babys damit machen können, nicht weil wir dabei Lusterlebnisse haben, den Trieb entladen oder Aggressionen abbauen. Weil wir darüber kommunizieren. Beim Sex erhalten wir über den Körper energetische Informationen über den Partner, die er uns mit Worten vielleicht nie verraten würde. Selbst beim anonymen One-Night-Stand kommunizieren Körper. Auch wenn das auf nicht besonders innige Art geschieht, ist es doch eine Form der Kommunikation, ein lebendiges Hin- und Herschwingen von Energien, subtile Prozesse von Aktion und Reaktion.

Das Minenfeld zwischen Mann und Frau

Wenn es um Sex geht, dann natürlich immer auch um die Unterschiede zwischen Mann und Frau. Es sind schon zu viele Bücher darüber geschrieben worden, als dass auch ich nochmals ins gleiche Horn blasen müsste. Ganz gleich also, wie gut Sie, meine Damen, einparken können, und wie gut Sie, meine Herren, im Zuhören sind. Fest steht: Sie können nichts dafür. Die Unterschiede zwischen Männern und Frauen sind den Hormonen geschuldet. Die und nicht Erziehung oder Sozialisierung haben die unterschiedlichen Strickmuster der Geschlechter herbeigeführt, und seitdem ich das weiß, kann ich damit leben. Sie sollten es übrigens auch versuchen, denn so banal es klingt: Jedes Bemühen um Gleichmacherei von Mann und Frau muss zwangsläufig da enden, wo es um die Biologie geht. Die Wissenschaft ist sich darüber einig, dass die weibliche Sexualität vollkommen anders ausgerichtet ist als die männliche.

Frauen lieben reproduktionsbezogen. Ihnen geht es beim Sex in erster Linie um Liebe und Gefühle, um die Beziehung zu ihrem Mann und um Nachwuchs. Sobald es sexuell mit dem Partner nicht mehr gut läuft, bekommen sie es mit der Angst zu tun, weil sie daraus schließen, dass der Partner sie nicht mehr liebt. Sie fürchten, ihn zu verlieren und keine Familie gründen zu können oder die bereits gegründete Familie zu verlieren. Es gibt also auch auf Hormonebene einen Grund, warum Frauen sich danach sehnen, von ihrem Mann begehrt und gehalten zu werden. Sie suchen Anerkennung, möchten sich geliebt fühlen! Beim Liebesakt legen sie Wert auf Zärtlichkeit, weil sie darin die Wertschätzung des Mannes sehen. Und weil die Gestagene dieses Bedürfnis steuern.

Männliche Sexualität hingegen ist testosterongesteuert. Sie ist lustbezogen und von Eroberungsdrang geprägt. Der Mann will der Frau mit seinem Penis imponieren, deswegen also seine große Angst vor Erektionsstörungen. Da das Testosteron die Jagd auf Lustbefriedigung anheizt, reagieren Männer stark auf optische Reize bei Frauen, zum Beispiel auf schmale Taillen und große Brüste oder auf die berühmte waist-to-hip-ratio, das Taille-Hüft-Verhältnis. Damit beschreibt man die Zahl, die herauskommt, wenn Sie den Umfang Ihrer Taille durch Ihren Hüftumfang teilen. Wenn Sie eine Frau sind und ein Ergebnis von 0,7 vorweisen können, dürften Sie keine Probleme haben, sich einen Mann zu angeln. Man weiß heute, dass Männer sehr deutlich auf Frauenkörper mit diesen Proportionen reagieren, und zwar unabhängig davon, wie groß, schwer oder zierlich das Objekt der Begierde ist. Dreimal dürfen Sie raten, welche magische Formel Marilyn Monroe, Twiggy und Kate Moss gemeinsam haben – richtig: 0,7! Sexualpsychologen wollen herausgefunden haben, dass heterosexuelle Männer aus evolutionsbiologischen Gründen auf Frauen mit solchen Körperproportionen stehen. Sie gelten als besonders fortpflanzungsfähig, was übrigens tatsächlich bewiesen wurde. Sie können problemlos viele gesunde Kinder gebären.

Doch zurück zu den Unterschieden in der Sexualität zwischen Mann und Frau. Während es Frauen wie gesagt wichtig ist, beim Sex Gefühle auszutauschen, und sie im Akt einen Beitrag zum Erhalt ihrer Beziehung sehen, sind Männer testosteronbedingt eher auf Lusterlebnisse fixiert. So besehen, ist es natürlich und folgerichtig, dass der Mann in der Frau ein Lustobjekt sieht. Feminismus oder Sexismus hin oder her, das sagt die reine Biologie.

Und wenn wir schon dabei sind, uns die Unterschiede zwischen Frau und Mann vor Augen zu halten, kommen wir gleich zum nächsten Punkt, den unterschiedlichen Erregungsmustern. Wie wir wissen, ist die weibliche Erregungskurve bekanntlich deutlich länger als die männliche. Die fünf bis elf Minuten, die der Geschlechtsverkehr im statistisch untermauerten Durchschnitt dauert, reichen vielen Frauen nicht aus, um zum Höhepunkt zu kommen. Sexualmediziner wollen übrigens wissen, dass viele Frauen den Orgasmus an sich vielleicht gar nicht mal so sehr vermissen. Das eigentliche Problem, das dahintersteckt, wenn sie sich darüber beklagen, nicht gekommen zu sein: Sie verbinden damit sofort das Gefühl, nicht genügend geliebt zu werden. Da sind sie schon wieder, die Urängste um die Beziehung. Um ihren Partnerinnen ihre Liebe zu beweisen, bemühen sich viele Männer also sehr, ihre Frauen zum Orgasmus zu bringen. Doch wie wir ebenfalls wissen, geht bei eifrigem Bemühen das Spielerische flöten. Und wenn der Leistungsdruck steigt, schwindet entweder die Lust oder das Spiel ist zu Ende, bevor es überhaupt begonnen hat.

Arme Frauen, arme Männer! Was tut ihr euch alles an beim Versuch, euch gegenseitig Freude zu bereiten! Das Vortäuschen eines Orgasmus, wie Frauen es nicht selten tun, gehört ebenfalls dazu. Eine Frau sagte dazu: »Meinem Mann ist es doch so wichtig, ein guter Liebhaber zu sein. Er soll doch zufrieden mit sich sein, und wenn er gute Laune hat, geht es auch mir gut.«

Wie treu müssen wir sein?

Damit kommen wir zum gängigsten und zugleich umstrittensten aller Erfolgsrezepte, mit dem vielleicht auch Sie schon einmal ein Sexproblem gelöst haben: Seitensprung. Der Umfrage eines Kondomproduzenten zufolge ist jeder zweite Mensch über 35 schon mindestens einmal im Leben fremdgegangen, wobei die Dunkelziffer auf diesem Gebiet ziemlich hoch sein dürfte.

Ich maße mir nicht an, über sexuelle Treue eine Moralpredigt anzustimmen. Das steht mir nicht zu. Ich weiß auch, dass es hier nur individuelle Lösungen gibt. Und selbst die verändern sich von Fall zu Fall und sehen in jedem Lebensabschnitt anders aus. Junge Paare sind beim Thema Treue weniger tolerant als Paare in langjährigen Beziehungen. Ich selbst habe mir jahrelang in die eigene Tasche gelogen, als ich mich während einer Partnerschaft unreflektiert in erotische Abenteuer gestürzt habe, ohne zu bedenken, dass ich mit den Schuldgefühlen nicht klarkommen würde. Sehr viel später erst habe ich begriffen, dass ich dadurch am meisten mich selbst verletzte – meine eigene Natur nämlich, die grundtief und absolut loyal ist.

Therapeuten raten Paaren, sich gleich zu Beginn jeder ernsthaften Beziehung auf einen gemeinsamen Nenner zum Thema sexuelle Treue zu einigen. Dafür ist genau die Zeit die beste, in der man auf Wolke sieben schwebt und sich beim besten Willen nicht vorstellen kann, jemals in den Armen einer anderen Person zu liegen. Im berühmten psychischen Ausnahmezustand der Verliebtheit ist der Mensch in der Lage, sich dem anderen zu öffnen und seine ehrliche Meinung über außer-partnerschaftlichen Sex auszutauschen. Nutzen Sie diese Chance!

Wenn Sie sich auf eine tiefe, innige Verbindung einlassen, werden Sie ohnehin im Bett viel Freude miteinander haben. Denn in dem Augenblick, da Sex zum Liebe machen wird, werden mit der Verschmelzung der Körper auch die urmenschlichen Grundbedürfnisse erfüllt. In der Tiefe der Seele sehnen sich jede Frau und jeder Mann nach den gleichen Werten, und das sind Lieben und Geliebtwerden, Akzeptieren und Akzeptiertwerden, Sicherheit und emotionale Geborgenheit schenken und fühlen und natürlich auch gegenseitiges Vertrauen. Bei allen hormonellen Unterschieden sind wir auf dieser einen Ebene alle gleich! Es ist die Ebene, auf der Frauen und Männer zueinander finden und auf der sie eine Lebensgemeinschaft mit erfüllendem Sex aufbauen können.

Ist das nicht eine wunderbare Perspektive? Es zeugt von außergewöhnlicher Reife und innerer Größe, dem geliebten Partner sexuelle Abenteuer zubilligen zu können. Aber auch das ist möglich, schließlich gehört zu einer guten Beziehung auch die Autonomie der beiden Partner. »Lass es los, dann kann es zu dir zurückkommen«, hat meine Oma mir bei meiner Hochzeit eingeschärft.

Viele von uns haben in der Kindheit oder Jugend miterleben müssen, wie die Ehe der Eltern wegen einer dritten Person zerbrach, viele sind mit einer alleinerziehenden Mutter aufgewachsen, haben deren Verbitterung über das Verlassenwordensein mit der Muttermilch aufgesogen und sich geschworen, den eigenen Partner nie zu betrügen. So viele Muster, so viele Enttäuschungen, so viele Wunden und Vertrauensbrüche. Gehen Sie ehrlich in eine neue Partnerschaft! Erklären Sie sich, damit der andere versteht, wo und warum Ihre Grenzen so und so verlaufen.

Auch ich habe einige bittere Erfahrungen mit dem Thema gemacht. Der erste Mann, mit dem ich zusammenlebte, war zehn Jahre älter als ich und hatte eine Vorliebe für Nachtclubs. Jedenfalls kam er oft nächtelang nicht nach Hause. Zur damaligen Zeit der sexuellen Befreiung galt es in Studentenkreisen als extrem spießig, Gefühle wie Eifersucht zu zeigen oder gar Treue einzufordern. Was also tat ich in meiner emotionalen Not? In einer Mischung aus Trotz, Wut und Enttäuschung beschloss ich, es meinem Partner mit den gleichen Mitteln heimzuzahlen. Es fiel mir nicht sonderlich schwer, in den Studentenclubs und

Discos jemanden kennenzulernen und abzuschleppen, wie man es damals nannte. In der Zeit vor Aids war das nichts Besonderes. Ich kann mich nicht daran erinnern, ob es mir viel Spaß gemacht hat, ich genoss wohl vor allem den inneren Triumph. Das schale Gefühl am Morgen danach ignorierte ich, wie so viele Gefühle und Bedürfnisse zur damaligen Zeit. Etwas in mir ahnte zwar, dass hinter meinen Sexgeschichten eine tiefe Sehnsucht nach Liebe stand und ich mich zutiefst nach einer Erwiderung meiner Liebesgefühle sehnte – aber wer macht sich mit 19 schon so viele Gedanken? Kam mein Freund im Morgengrauen nach Hause, blieb ich in der folgenden Nacht weg. Wir beide waren zu stolz, den anderen zu fragen, wo er war. Im Nachhinein betrachtet, waren wir beide die Opfer des sogenannten liberalen Geistes. Mit der Zeit entstand sogar eine Art Wettkampf zwischen uns »Unabhängigen«. Jeder liebte fremd, und mit der Zeit fühlte ich mich zunehmend unglücklich. Es kam, wie es kommen musste, und wir trennten uns.

Erst viele Beziehungen später habe ich gelernt, besser in mich hineinzuhorchen. Die vielen schmerzvollen Erfahrungen haben meine Einstellung zur Sexualität sehr verändert und mir eine wichtige Erkenntnis beschert: Ich habe jahrzehntelang gegen meine Natur gelebt. Um gesellschaftlichen Normen zu trotzen und ein Freiheitsideal zu leben, spielte ich die Rolle der selbstbewussten, jungen Frau, die gern provoziert und mit ihrem unkonventionellen Lebensstil gegen das Establishment rebelliert, doch innerlich sehnte ich mich zutiefst nach einem ganz und gar bürgerlichen Rahmen: nach einem warmen Nest, nach Sicherheit und Geborgenheit in einer festen Partnerschaft, und ja, auch nach einem Kind. Es war ein langer Weg, mir das einzugestehen.

Gegen Feminismus und für Weiblichkeit

Ich schätze, dass weniger als ein Prozent aller Menschen dieser Erde ein Leben lebt, das ihrem inneren Lebensplan entspricht. Alle anderen Menschenmilliarden verkaufen ihre Lebenszeit, um leben zu können. Wenn wir uns einmal ungeschönt vor Augen halten, dass wir drei Viertel unseres Lebens und den größten Teil unserer Lebenskraft investieren, um den Interessen von Firmen, Konzernen und fremden Ideen zu dienen, und dass wir dabei einen Großteil unserer eigenen Träume verleugnen, ist es kein Wunder, dass wir nicht mehr wissen, wer wir sind und was wir wollen. Unsere Sexualität jedoch ist ein zuverlässiger Indikator für unsere psychische Verfassung. Sie zeigt uns genau, wie sehr wir unser eigenes Leben leben, wie gut wir unseren Körper bewohnen, in welcher seelischen Verfassung wir uns befinden, ob Geist und Körper eine Einheit bilden oder nicht und wie viele Gefühle wir schon verdrängt und abgespalten haben. Unser Sex zeigt uns, wo wir stehen. Er sagt immer die Wahrheit, unabhängig von gesellschaftlichen und politischen Strömungen.

Da ich in einem Klima groß geworden bin, in dem sexuelle Selbstbestimmung eine Selbstverständlichkeit war, konnte ich mit der Idee des Feminismus nicht sehr viel anfangen. Zum einen war ich politisch zu wenig engagiert, um für eine Idee auf die Straße zu gehen, außerdem hatte ich persönlich nie ein Thema mit Gleichberechtigung. Ich erinnere mich nicht daran, jemals einem Mann gegenüber benachteiligt worden zu sein. Allerdings habe ich von Anfang an in der Medienbranche gearbeitet, in der sehr viele Frauen tätig sind. Ich weiß, wie Frauen beruflich miteinander umgehen, und das ist nicht immer fair. Konkurrenzdenken unter Frauen ist mindestens so ausgeprägt wie unter Männern, aber wesentlich subtiler, indirekter und weniger fassbar. Ich habe viel Neid, Lästereien, Intrigen und die berühmte Stutenbissigkeit erlebt. Aber auch Loyalität, konstruktive Streitgespräche und echte Freundschaft unter Kolleginnen, mit anderen Worten: Das gesamte Spektrum weiblichen Verhaltens im Beruf ist mir geläufig.

Was ich allerdings nie verstanden habe, ist – und ich bin mir bewusst, dass ich hier ein äußerst gefährliches Terrain betrete –, warum so viele Frauen unserer mitteleuropäischen Kultur immer noch fanatisch darauf pochen, die gleichen Rechte wie Männer haben zu müssen. Ich spreche hier nicht von Geld. Dass Frauen und Männer in der gleichen Position auch das gleiche Gehalt beziehen sollten, steht außer Frage. Ich meine auch nicht die Zustände in Ländern, wo die Selbstbestimmung der Frauen unterdrückt wird. Die zuvor schon erwähnte Nacktprotestgruppe »Femen« oder »Pussy Riot«, die inhaftierte regimekritische Frauenband aus Moskau, verdienen meinen höchsten Respekt. Nein, mir geht es um die Frauen in unserer modernen, demokratischen Gesellschaft, um Frauen wie Sie, liebe Leserin, die zu diesem Buch gegriffen haben, weil sie ihre Sexualität optimieren möchten. Brauchen Sie die gleichen Rechte wie Männer? Und wenn ja, wozu? Möchten Sie in den Krieg ziehen dürfen, Scharfschützin oder Rennfahrerin werden, auf dem Bau arbeiten? Brauchen Sie diese Option wirklich? Ich gehe davon aus, dass die Frauen, die unbedingt in einem Männerberuf Karriere machen möchten, den Mumm haben, sich den Zutritt dazu zu erkämpfen. Höchstwahrscheinlich pochen in ihren Adern genug männliche Hormone, um sich eine Position in der Männerwelt zu sichern.

Die große Mehrheit der Frauen jedoch, das behaupte ich
jetzt einmal, wäre glücklicher, wenn sie sich beruflich mit Themen beschäftigen könnte, die ihren weiblichen Interessen und
Fähigkeiten entsprechen. In dem Stadtviertel, in dem ich wohne, gehören zwei von drei Läden einer Frau. Designerläden,
Dirndlshops, Weinbars, kombinierte Blumen- und Coffeeläden, ein Guglhupfversand, alles von jungen Frauen betrieben,
die sich ihren Lebenstraum verwirklicht haben. Und wie wohltuend ist es, wenn Frauen, die es in Führungspositionen geschafft haben, dafür sorgen, dass weibliche Prinzipien in ihren
Unternehmen Einzug halten. Flache Hierarchien gehören dazu,
die Abschaffung von gläsernen Decken, ein optimaler Mutterschutz.

Mir ist bewusst, dass in den meisten Familien beide Partner
Geld verdienen müssen, und ich weiß auch, dass es für Frauen
heute sehr wichtig ist, eine abgeschlossene Berufsausbildung zu
haben, um finanziell unabhängig zu sein. Aber wenn wir einmal
tiefer blicken und die Dogmen von Frauenpolitik, Genderforschung und Frauenquote außer Acht lassen: Welches Leben
würden Frauen wohl gern führen, um sich in ihrer Weiblichkeit
akzeptiert, verstanden und aufgehoben zu fühlen? Darüber, finde ich, sollten wir nachdenken. Außerdem dürfen auch wir
Frauen uns gern an die Nase fassen und aufhören, die Geschlechtsgenossinnen zu belächeln, die sich dazu bekennen, ausschließlich Mutter und Hüterin der Familie sein zu wollen! Es
gibt hier eine ganz klare soziale Ächtung.

Frauenrechtlerinnen und Gleichstellungsbeauftragte bekla-

gen, dass »immer noch« die Mehrzahl der Frauen ihre Erfüllung in Mutterschaft und Familie sieht, als wäre das ein
überholter, zutiefst hausbackener Lebensentwurf. Glauben Sie
mir, ich hätte einiges dafür gegeben, wenn ich diese Möglichkeit
gehabt hätte. Wie gern wäre ich drei oder vier Jahre lang für
meinen Sohn zu Hause geblieben, hätte ein Küchengärtchen angelegt, das Kochen gelernt und nebenbei den Garten gepflegt.
Wer weiß, was mir sonst noch eingefallen wäre. Was kann an
einem solchen Leben schlecht sein, solange es selbst gewählt
und frei gelebt ist? Liebe Frauen, entdeckt doch bitte wieder das
Frausein in euch, liebt eure weiblichen Eigenschaften und Fähigkeiten, steht zu euren Bedürfnissen und entdeckt eure individuelle Wahrheit. Männer sind kein Maßstab für Frauen. Wir
müssen nicht alles können und dürfen, was sie können und dürfen. Warum wollen wir nicht lieber wieder ein Frauenleben führen und uns auf das besinnen, was wir besser können, weil es
Frauen ausmacht?

Die Männer haben immer ihr Männerleben gelebt. Jetzt ist
es an uns, unsere urweibliche Kraft wiederzuentdecken und
uns unsere Macht zurückzuholen. Männer und Frauen sind
von Natur aus nicht gleich. Sie sind auch nicht dazu bestimmt,
sich einander anzugleichen. Frauen lieben Männer, die ihre
Männerrolle eingenommen haben und ausfüllen. Männer lieben Frauen, die sich in ihrem Frauenleben wohlfühlen. Weiblichkeit besteht nicht nur aus hohen Hacken und Sexiness, sie
zeigt sich auch im Respekt vor der Natur und ihren Lebewe-
sen, im Bemühen, die Erde vor weiterer Ausbeutung zu schützen, darin, im Gesundheitswesen die ganzheitliche Sichtweise
voranzutreiben, Kinder in ihrer angeborenen Entfaltungskraft

zu stärken, statt sie zu verbiegen. Liebe Frauen, lasst uns der Welt die so lange unterdrückten weiblichen Prinzipien zurückschenken!

Machen Sie sich frei von dem, was Eltern, Freunde, wohlmeinende Verwandte sagen, hören Sie nicht mehr auf die normierten Ratschläge von Beratungsstellen, nehmen Sie Abstand von den politisch korrekten Vorschlägen unserer Gesellschaft, die keine gesunde Gesellschaft ist. Gehen Sie auf die Barrikaden für Ihre eigenen Pläne, kämpfen Sie für Ihr authentisches Leben. Männer sind anders, Frauen auch, und genau das macht sie füreinander interessant. Wenn die Geschlechter sich in ihrer Gegensätzlichkeit ergänzen, werden sie wieder Freude aneinander haben, auch und vor allem im Bett. Und wenn wir ehrlich sind, liegt uns das doch sehr am Herzen.

Der Papst in unserem Kopf

Bei unserer Bestandsaufnahme in Sachen Sex, um die es in diesem Buchteil geht, darf ein Aspekt nicht fehlen: die Rolle der Kirche in den letzten 2000 Jahren. Kürzlich saß ich mit Barbara, einer Unternehmensberaterin, mit der ich beruflich viel zu tun habe, beim Abendessen. Als alles Geschäftliche besprochen war und der gemütliche Teil begann, wo man sich zurücklehnt und über private Dinge zu plaudern beginnt, kam ich, wie so oft während der Schreibphase, auf dieses Buch zu sprechen. »Ich glaube, die Menschen sind erst jetzt wirklich bereit, neu an das Thema Sex heranzugehen«, sagte ich, und kaum hatte ich den Satz ausgesprochen, begannen die Augen meiner Gesprächspartnerin aufzuleuchten.

»Das stimmt vollkommen«, pflichtete sie mir bei, »wir haben doch alle die Nase voll von diesem anonymen Herumvögeln. Wir Frauen möchten Männer, die bereit sind, sich auf Sex mit Seele einzulassen.«

»Genau darüber schreibe ich«, pflichtete ich ihr bei. »Über Sex, der die Menschen verbindet, statt sie zu trennen. Das haben wir uns doch immer gewünscht, oder?«

»Und viel zu selten bekommen. Weil wir alle überhaupt keine Ahnung von Sex haben. Dazu sind wir viel zu verklemmt erzogen worden.« Damit begann Barbara, ihre sexuellen Erfahrungen zu schildern. Wie sie noch in den 70er-Jahren von ihrer Mutter davor gewarnt wurde, sich mit Männern einzulassen, die nur »das eine« wollen, wie sie sich als Teenager mühsam sexuelle Freiheiten erkämpfen musste und diese zwar körperlich, aber nicht im Kopf nachvollzogen hat. »Irgendwo im Hinterstübchen haben wir doch alle noch die Kirche im Kopf«, beendete Barbara ihren Monolog.

Wie recht sie hat! Die Schatten, die Missstände, die Frustrationen, Deformationen und Abartigkeiten der heutigen Sexualität sind in der Tat nichts anderes als die Folge christlicher Moralvorstellungen, die uns seit über 2000 Jahren prägen. Selbst wenn wir sehr liberal erzogen wurden, sollten wir uns nichts vormachen. In unseren Wertvorstellungen leben immer noch die alten Dogmen weiter, und wenn es nur Spuren sind. Die verkrusteten Ideen und Moralvorstellungen Hunderter von Generationen haben sich tief in unsere Köpfe eingemeißelt. Auch wenn wir meinen, uns längst davon befreit zu haben – es stimmt nicht. Wäre es anders, würden wir uns heute nicht mit unseren Sexproblemen herumschlagen. Deshalb ist es wichtig, die Ursachen zu kennen und die Zusammenhänge zu verstehen, warum wir heute da stehen, wo wir stehen.

Erst wenn wir das begriffen haben, können wir den nächsten Schritt wagen und einen heilsamen Weg einschlagen. In Teil zwei finden Sie daher Mittel und Wege, um die Deformationen und Wunden zu heilen, die uns das kranke Sexbewusstsein geschlagen hat. Dort werde ich Ihnen erhellende Erkenntnisse vermitteln, die Ihnen einen natürlichen, leichten und heilen Zugang zu Ihrem Sex ermöglichen. Im dritten Teil dann das Sahnehäubchen, sozusagen die Kür der sexuellen Möglichkeiten. Da geht es um die geistige, spirituelle Dimension von Sex, um mehr Licht, Bedeutung und Erfüllung im Leben. Und ich schwöre: Wenn Sie dort angelangt sind, hat die dunkle Seite des Sex für immer jede Anziehungskraft für Sie verloren.

Doch zunächst noch einmal zu einem tiefen, dunklen Schatten: Die Fähigkeit zu Lust und Genuss, den beiden schönsten und erstrebenswertesten Sinneserlebnissen, ist uns in die Wiege gelegt worden. Das Streben danach bestimmt unser gesamtes Leben. Doch leider hat man über zwei Jahrtausende hinweg versucht, uns damit zu manipulieren. Auch wenn Sie es schon oft gehört haben, möchte ich Sie bitten, sich nochmals zu vergegenwärtigen, wie gründlich es der Institution Kirche gelungen ist, uns die Lust am Sex zu verderben. Lust sei böse und verdammenswert und der Geschlechtsakt nur dann akzeptabel, wenn er innerhalb des Ehebündnisses und mit der Absicht geschehe, ein Kind zu zeugen. Mit diesem Dogma im Kopf wurden noch unsere Eltern und Großeltern erzogen, sogar meine Mutter war stolz darauf, mit 27 als Jungfrau in die Ehe gegangen zu sein.

Wie auch immer es um Ihren Glauben bestellt ist – es liegt mir fern, Sie davon abzubringen. Ich möchte hier nur deutlich machen, worauf auch heute noch viele unserer sexuellen Probleme zurückzuführen sind. Zweifellos hat die Kirche uns genau das madig gemacht, was uns Spaß bereitet, Kraft gibt und dem Leben Glanz verleiht. Die Lust, die uns den Himmel auf Erden bescheren kann, wurde böse. Schuld, Scham und Schande über den, der Lustgefühle hatte, ohne sich freiwillig dafür zu geißeln. Lob und Anerkennung hingegen für alle, die sich fügten. Ihnen wurde Glückseligkeit im Himmel versprochen.

Seit etwa fünf Jahrzehnten gibt es rund um den Erdball Bestrebungen, Lust und Sex wieder zu befreien. Aber wäre es gelungen, hätten wir heute keine Probleme mehr damit. 2000 Jahre Christentum haben ganze Arbeit geleistet und ihre Dogmen fest in unseren Hirnzellen eingepflanzt, wo sie von Generation zu Generation weitergegeben wurden und uns heute noch daran hindern, eine natürliche Sexualität zu leben. Das eigentlich Kranke an der Kirche, sagen ihre Kritiker, sei es, die Lust, die eigentliche Triebfeder der Sexualität, zu unterdrücken, zu verdammen oder zu dämonisieren. Darin sind sich auch Sexualtherapeuten, Sexforscher und Psychoanalytiker einig. Sie prangern an, dass diese Haltung den Menschen nicht nur psychisch krank mache, sondern auch seine Würde verletzt. Ja! Lustfeindlichkeit verletzt die Würde des Menschen. Sie ist komplett gegen seine Natur. Kein halbwegs gesunder Mensch wird es jemals schaffen, seine Lust zum Erliegen zu bringen.

Stellen Sie sich vor, man würde Ihnen erzählen, es sei eine Sünde, Appetit aufs Essen zu entwickeln. Essen dürfe nicht schmecken und man dürfe es auf keinen Fall genießen. Der Akt der Nahrungsaufnahme diene einzig und allein dem Überleben und sollte so sachlich und nüchtern wie möglich gehalten werden. Es gehöre also zum guten Ton, sein Essen möglichst freudlos in sich hineinzumampfen. Während des Essvorgangs mit sichtlichem Appetit zu essen gälte nicht nur als unschicklich, sondern würde bestraft. Man würde sofort des Tisches verwiesen. Können Sie sich eine solche »Esskultur« vorstellen? Genau das hat das Christentum im übertragenen Sinne mit unserer Lust am Sex gemacht.

Die Kirchenväter haben uns ein Moralsystem implantiert, das unser natürliches Empfinden verwirrt. Indem sie Lust und Sex ins Schattenreich verdammten, haben sie uns von unserer größten Energiequelle abgeschnitten. Genau die Kraft, die es uns möglich macht, uns zu entfalten, persönlich zu entwickeln und in unsere eigene Macht und Größe zu kommen, haben sie uns entzogen, um uns den Himmel im Jenseits schmackhaft zu machen. Ist das nicht perfide? Und das Schlimmste daran: Das System funktioniert so gut, dass wir es aus unserem Bewusstsein verdrängt haben. Damit regiert es unser mächtiges Unterbewusstsein. Wie wir wissen, wächst alles, was nicht anerkannt, abgespalten und abgetrennt wird, im Untergrund unvermindert weiter. Da gärt und rumort es dann, da entstehen Fäulnisprozesse, zersetzende Elemente können sich ungehindert vermehren. Und all das zusammen erzeugt eine dunkle Aura, die finsteren Gedanken und Machenschaften den Boden bereitet – auch den dunklen Seiten der Lust. Wir alle, Sie und ich, erledigen heute noch den Auftrag der Kirche. Auch wenn wir längst aus ihr ausgetreten sind, ist die Botschaft von Papst Franziskus und seinen Vorgängern, den sogenannten Stellvertretern Gottes, fest in unseren Köpfen zementiert. Seit Adam und Eva wird die Frau als Verführerin des Mannes dargestellt. Sie reicht ihm den Apfel der Versuchung und verkörpert damit das Böse, während Adam als unschuldiges Opfer dargestellt wird, das dem durchtriebenen Weibsbild auf den Leim geht. 40 Jahre Feminismus konnten gegen die jahrhundertelange Unterdrückung der Triebe und des Weiblichen nicht viel ausrichten, das erleben wir auch in der heutigen, jungen Generation. Ich habe mich ein wenig umgehört, welche Moralvorstellungen in Studentenkreisen vorherrschen. Eine Frau, die ihre Lust freudig auslebt und sich ausprobiert, kommt für die meisten jungen Männer gern als Gespielin infrage, aber kaum als Heiratskandidatin.

Oder stellen Sie sich vor, Sie sind auf einer Party und beobachten eine Frau, die mit engem Rock und roten, hohen Hacken eindeutige erotische Signale setzt. Im Verlauf des Abends flirtet sie einen Mann heftig an, und es sieht alles danach aus, dass die beiden die Nacht zusammen verbringen werden. Ist sie eine Schlampe? Oder eine selbstbewusste Frau, die einfach nur ihre Lust lebt? Etwas, worüber man sich freuen könnte?

Ob wir wollen oder nicht, Reste der alten Meinungen und Vorurteile über Sex kleben noch in unseren Köpfen fest. All die Auswüchse in der Sexlandschaft, die Schuldgefühle, Hemmungen und Blockaden, haben damit zu tun. Entweder wir lieben Sex zu sehr oder wir hassen ihn oder wir haben Angst davor oder schämen uns deswegen. Vielleicht neigen wir zu seltsamen Verhaltensweisen, zu obszönen Spielen, zu Fetischismus, sexuellen Perversionen, entwickeln Abhängigkeiten und Sexsüchte.

In der Astrologie heißt es, dass es uns erst jetzt, da das Zeitalter der Fische zu Ende gegangen ist, allmählich gelingt, die

Dogmen der Religion aus unseren Köpfen zu entlassen. Der große Astrologe Erich Bauer, der mir seit vielen Jahren ein guter Freund und Lebensberater ist, prophezeit schon seit über 20 Jahren die Wende unseres Denkens. »Die 2000 Jahre dauernde Ära der Fische«, sagt er, »war die Zeit der großen Religionen.« Die bedeutendsten Glaubenssysteme wurden in dieser Phase gegründet und haben Gott vom Menschen losgelöst und als eigenständige Instanz in den Himmel gehoben. Der Vater im Himmel wohnte weit weg von uns und war unerreichbar. Wir Menschen wurden damit zu gottlosen, armen Sündern, die sich nur durch Buße und Knechtschaft einen Platz im Himmelreich verdienen konnten.

Holen Sie Gott in Ihr Leben – machen Sie Sex!

Das Zeitalter des Wassermanns, das im Jahr 2012 definitiv angebrochen ist, steht nicht nur für Freiheitsliebe, für Aufbruch und Revolution, es hilft uns auch, Gott vom Himmel zurück in unser Leben zu holen. Nachdem die ehernen Mauern des Systems Kirche in den letzten Jahrzehnten zerbröckelt sind, können sie jetzt endlich abgerissen und vollends zertrümmert werden. Gott braucht keinen Stellvertreter mehr, wir entdecken das Göttliche in uns selbst und erhalten unsere Würde und Größe zurück. Welch eine Erlösung! Endlich beginnen die Menschen, sich gegen Unterdrückung und Vormundschaft zu wehren, und das nicht allein in religiöser Hinsicht. Schauen Sie sich um! Aufstände, Freiheitskämpfe überall! Der Wunsch nach Befreiung von äußeren und inneren Fesseln wird wie das olympische Feuer von Land zu Land, Aufstand zu Aufstand weitergereicht, um den Erdball zu umspannen. Auch Sie, die Sie diese Zeilen lesen, können sich vom Feuer der Freiheit anstecken lassen. Lange genug haben wir das Dunkle gelebt, jetzt haben wir die Chance, es zu erlösen und ins Licht zu erheben. Holen auch Sie den göttlichen Geist in Ihren Körper zurück, und erlauben Sie ihm, sich in Ihren Zellen zu entfalten. Das Göttliche ist Wachstum, Liebe, Natur. Und wenn Ihnen partout nicht einfällt, wie Sie es finden können: Haben Sie Sex! Göttlichen Sex!

Teil 2:

WIE ES HEILT

Sexual healing

Wenn Sie in den 80er-Jahren schon gelebt und geliebt haben, dürfte Ihnen der Name Marvin Gaye etwas sagen. Das war der Sänger, der mit seinem Hit »Sexual healing« Millionen von Menschen in eine erotische Sehnsuchtstrance versetzt hat. Welch ein Sog in diesem Song! Er erzeugte nicht nur Gänsehaut und ließ uns einen Schauer nach dem anderen den Rücken hinunterrieseln, er traf auch ins Herz und mindestens ebenso direkt unter die Gürtellinie. Ich weiß nicht, wie viele Babys bei diesem Lied gezeugt wurden, aber ich vermute, dass so mancher damals geborene Marvin ursächlich damit zusammenhängt.

Keine Frage, die Musik und die laszive Schmusestimme des schwarzen Soulsängers haben etwas mit uns gemacht. Vor allem aber der Text! Erinnern Sie sich? *And when I get that feeling I want sexual healing. Sexual healing, baby, makes me feel so fine* … Ja, das war es. Sexuelle Heilung, ein magisches Wort. Man sieht sie förmlich vor sich, die erotisierten Liebespaare, wie sie sich mit schmachtenden Blicken ansingen, angeturnt von der Hoffnung, dass Liebemachen vielleicht doch viel mehr ist als das, was sie kennen. Ob sich Marvin Gaye, der eine Menge persönlicher Probleme hatte und 1984 vom eigenen Vater erschossen wurde, der Heilwirkung von Sex wirklich bewusst war, werden wir nicht mehr herausbekommen.

Mir scheint die Frage interessanter, was Generationen von Liebenden an diesem Song so verzaubert hat. Was ist das Geheimnis eines solchen Erfolgs? Anthropologen und Mythenforscher behaupten ja, dass hinter allen großen Filmen, Büchern und Liedern, die viele Herzen berühren, immer ein großes Menschheitsthema steckt. Es wird ein Archetyp, ein Urmuster bedient, nach dem wir uns sehnen. Bei dem Film »Titanic« etwa war es die tiefe Sehnsucht nach der Liebe, die alle Hindernisse überwindet und sogar den Tod überdauert. Bei Marvin Gayes Song ist es, nun ja, die ewige Sehnsucht des Menschen nach sexueller Verschmelzung, die alle Wunden heilt, die viele andere Liebesakte zuvor geschlagen haben. Und die ihn am Ende wieder ganz werden lässt – ganz und heil und eins mit der Welt.

Welch ein Versprechen! Etwas in uns scheint die Hoffnung noch nicht aufgegeben zu haben, dass so etwas wirklich wahr werden könnte. Man stelle sich das nur einmal vor: Heilung durch Lust und Liebe. Das klingt ja wie das Paradies auf Erden, ach was, es klingt, als hätte man den Himmel direkt heruntergeholt. Heil zu werden, die Ursehnsucht des Menschen, erfüllt durch einen lustvollen Akt. Marvin Gaye hat diesen Traum so erotisch vertont wie nur wenige vor und nach ihm. Das war sein Erfolgsgeheimnis. Und sollten Sie ein Fan von Sarah Connor sein, bitte steinigen Sie mich nicht, aber deren Version verströmte lange nicht den Zauber des Originals.

Doch auch ein magisches Lied bleibt immer nur ein Lied,

dessen Klang nach dreieinhalb Minuten im Raum verhallt. Inzwischen gab es andere erotische Songs und andere erotische
Sänger, die Erde hat sich viele Hundert Male um die eigene Ach-
se gedreht. Millionen von Menschen sind Milliarden Male gekommen – und immer noch machen wir Sex wie eh und je. Statt
Lust als Heilmittel einzusetzen, benutzen wir sie als Waffe und
zur Manipulation, verletzen uns damit, suchen und sehnen uns
von einem Partner zum nächsten und finden höchstens geileren,
aber nicht heileren Sex.

Warum schaffen wir es nicht, die Lust von ihren unheilvollen
Schatten zu erlösen? Die Antwort kann ich Ihnen geben. Erstens
wissen wir nicht, dass es überhaupt möglich ist. Und wenn
doch, wüssten wir zweitens nicht, wie es geht. Wir haben einfach keine Ahnung, wie man einen mehr oder minder lustvollen
gymnastischen Akt in ein heilsames, lebensveränderndes Erlebnis verwandeln kann. Manchmal habe ich den Eindruck, dass
wir in Bezug auf unsere Sexualität auf eine fatale Art heilungs-
blind geworden sind. Wir sind schon dermaßen damit beschäftigt, unseren Sex auf einem durchschnittlich befriedigenden
Niveau zu erhalten, dass wir gar nicht auf die Idee kommen, er
könnte irgendetwas heilen.

Obwohl ... handelte es sich bei sexueller Heilung um einen
Trick, um eine neue Liebestechnik oder um eine aufregende,
akrobatische Sexposition, wären wir vielleicht doch bereit, einen Workshop zu besuchen, um uns das Know-how anzueig-
nen. Aber so funktioniert Heilung leider nicht, und heilender
Sex erst recht nicht. Der Sex der neuen Zeit, den ich meine, hat
nichts mit Sextools und mit Praktiken zu tun, die uns bis zum
Durchdrehen überstimulieren. Sex der neuen Zeit zielt auf eine

andere Ebene. Er erfordert ein Umdenken, eine geistige Neuausrichtung. Er fordert uns auf, gedankliches Neuland zu betreten und uns als kosmisches Wesen zu verstehen, das mit anderen kosmischen Wesen in ständigem Austausch ist. Sex der neuen Zeit ist deshalb heilend, weil er mit dem neuen, gesunden Selbstverständnis einhergeht, das unser gesamtes Leben auf diesem Planeten betrifft – und hier genau liegt das Problem: Wenn wir uns ernsthaft darauf einlassen, kann dabei ein felsenfestes, zementiertes Weltbild auf den Kopf gestellt werden. Innere Mauern können einreißen, neue Perspektiven erscheinen. Eigentlich etwas wunderbar Befreiendes, aber man muss es auch aushalten können. Sich neu zu orientieren kostet Mut und geht nicht von heute auf morgen. Es ist ein Prozess. Ein Bewusstseinsprozess. Sind Sie bereit?

Beseelter Sex ist sexy!

Als ich anfing, mich intensiv mit dem Thema heilende Sexualität auseinanderzusetzen, wurden mir drei Dinge klar. Erstens: Heilung beginnt immer bei uns selbst. Sie wirkt sich zwar auf die Personen in unserem Umfeld aus, aber anfangen müssen wir. Ich werde hier zwar einige Übungen für Paare anbieten, aber in erster Linie schreibe ich für Sie, liebe Leserin, und für Sie, lieber Leser, als Einzelperson, und zwar unabhängig davon, ob Sie einen Liebespartner haben oder nicht. Wobei ich Ihnen versprechen kann, dass Ihre persönliche Heilung sich äußerst positiv auf Ihr Sexleben auswirken wird. Zweitens: Echte, tiefe und umfassende Heilung, welcher Art auch immer, ist grundsätzlich nur möglich, wenn die seelische Ebene einbezogen wird. Und drittens: Unser Sex ist immer nur so gut wie unser Kontakt zur Seele. Wenn Sie also heilende Sexualität erleben möchten, dann ... nehmen Sie Ihre Seele mit hinein ins Liebesspiel! Sie ist der Dreh- und Angelpunkt eines bereichernden, erfüllenden Sexlebens.

Beseelter Sex. Wie klingt das für Sie? Heilig? Da darf ich Ihnen sämtliche aufkommenden Ängste gleich vorwegnehmen und ein für alle Mal ausradieren: Sex mit Seele hat nichts mit Heiligkeit zu tun und mit Prüderie schon gar nichts. Kein Mensch verlangt von Ihnen, dass Sie fortan nur noch Blümchensex unter der Bettdecke praktizieren. Im Gegenteil: Ihre Seele möchte, dass Sie Ihr Lustpotenzial endlich voll und ganz ausleben. Die Fähigkeit dazu wurde Ihnen von der Natur in die Wiege gelegt, Sie müssen sie nur wiederentdecken und entsprechend schulen. Beseelter und beseelender Sex – das sind Lust und Leidenschaft auf ihrer höchsten Stufe. Diese Stufe zu erklimmen ist ein hohes, menschliches Ziel, denn genau da, wo das Lustempfinden tief und intensiv wird, wo wir uns ganz in das sexuelle Geschehen hineinfallen lassen, liegen auch unsere größten Heilungschancen. Je besser und feuriger der Sex, desto näher kommen wir an unseren Kern, können innerlich wachsen und erblühen. Dass dem so ist, dafür verbürge ich mich. Ich weiß, wovon ich spreche, das können Sie mir glauben.

Und sollten Ihre Zweifel immer noch nicht weggewischt sein: Das Wort »heilig« kommt von »heil«, und das bedeutet »ganz« und »hell«, »frei von Schatten und Barrieren«. Himmelhochjauchzend sollen Sie Ihren Sex zelebrieren. Geradezu göttlich soll er sein. Das und nichts anderes möchte Ihre Seele. Denn Ihre Seele – das sind doch Sie!

Spirituelle Basics

Ich habe schon oft dafür plädiert, dass in der Schule ab der achten oder neunten Klasse ein Fach namens Seelenkunde eingeführt wird. Nicht Religion oder Ethik, sondern Basiswissen über die Seele. Das könnte so manches Unheil im Leben eines Menschen verhindern. Die meisten beginnen sich ja erst für das Thema zu interessieren, wenn sie krank werden, tief in einer Sinnkrise stecken oder wenn es ans Sterben geht. Ich finde das schade, denn damit bringen sie sich um sehr viel Spaß und Erfüllung in ihren besten Jahren.

Nicht zuletzt ist unser Seelenpotenzial der beste Wegweiser zu einer reifen, geheilten Sexualität. Liebeslehrer aus der Tantraecke predigen das schon lange, und ich erlaube mir, in das Lied vom Sex mit Seele inbrünstig mit einzustimmen: Es gibt wohl kaum eine schönere Gelegenheit, mit unserem innersten Kern, der heil und ganz ist, in Kontakt zu kommen als beim Liebesakt. Ja, es ist uns dabei sogar möglich, der göttlichen Essenz in uns zu begegnen. Große Worte, ich weiß, doch dafür können Worte nicht groß genug sein.

Grob formuliert, ist die Seele unser eigentliches Zuhause. Sie ist das, was von uns übrig bleibt, wenn wir unseren Körper ablegen. Unsere Seele verbindet uns mit Gott, darüber sind sich die meisten einig. In meinem Buch *Liebe in der neuen Zeit* habe ich meine persönliche Definition von Seele dargelegt. Hier möchte ich Ihnen eine Definition des indischen Arztes und spirituellen Lehrers Deepak Chopra vorstellen. Chopra, zu dem viele Hollywood-Stars tigern, um ihr Bewusstsein zu erweitern, betreibt in Kalifornien ein spirituelles Zentrum. Er hat über 50

Weisheitsbücher geschrieben. In einem davon, mit dem Titel *Heilung. Körper und Seele in neuer Ganzheit erfahren*, erklärt er die Seele so wunderbar plastisch und bildhaft, dass ich das hier gern weitergeben möchte. Die Seele, sagt Chopra, ist eine Art Knotenpunkt zwischen uns und dem Universum und funktioniert ähnlich wie ein Trafo. Ein Trafo reduziert die über Hochspannungsleitungen transportierte Elektrizität für den Hausgebrauch herunter, damit wir ihn für unsere Zwecke benutzen können. Auf die gleiche Art transformiert die Seele die höchste Geisteskraft auf eine Ebene herunter, die dem Menschen angepasst ist. Würden wir den Strom der Hochspannungsleitungen in unseren Haushaltsgeräten einsetzen, wäre das, als würde ein Blitz in unser Haus einschlagen, womit alle Leitungen sofort durchbrennen würden. Und genauso ist es bei uns: Würde die höchste Geisteskraft ungefiltert und pur in uns einströmen, uns würden alle Sicherungen durchbrennen. Daher braucht es auch hier einen Trafo – die Seele, die den »Strom« unseren Erdenbedingungen anpasst.

Allerdings, sagt Chopra, wurde für Millionen von Menschen Gottes unendliche Liebe zu sehr abgeschwächt. Sie erfahren nur einen Bruchteil der göttlichen Liebe und Weisheit, die sie eigentlich erfahren sollten. Und selbst dieses Bisschen kommt und geht. Mitunter werde es so schwach, dass es den Anschein habe, als sei im Leben der Menschen überhaupt keine Liebe, Intelligenz oder Kreativität mehr vorhanden.

In der Tat leben Millionen von Menschen nach den immer gleichen Routineabläufen, die von ihren Erfahrungen und Mustern aus Erziehung und Konditionierungen bestimmt werden. Sie verhalten sich nach den stets gleichen Mustern, reagieren stereotyp und befinden sich ihr gesamtes Leben lang in einem Kokon aus Abwehrstrukturen. Auf der anderen Seite gibt es die Beispiele beseelter Naturen, die mit einer göttlichen Kreativität große Meisterwerke verbringen – wie ein Mozart oder ein Albert Einstein. Was unterscheidet beide Arten von Menschen voneinander? Warum konnte die Seele der Begabten die abschwächende Transformation göttlicher Eigenschaften so vollziehen, dass sie ihr gewaltiges Potenzial an Kraft und Eingebung entfalten konnten, während der gleiche Prozess bei anderen Menschen »kaum mehr als ein tröpfelndes Rinnsal hergibt«? Für Chopra ist die Antwort auf der Seelenebene zu finden: Jede Begrenzung des Geistes lässt sich seiner Meinung nach auf energetische Beeinträchtigungen auf Seelenebene zurückführen. Unterm Strich verfüge jeder Mensch über einen geeigneten Zugang zu seiner Seele. Um ihr Potenzial voll auszuleben, bedarf es jedoch eines von Grund auf anderen Denkens, als es bei den meisten Menschen momentan vorhanden ist, die weit unter ihren Möglichkeiten bleiben.

Um dieses andere, dieses neue Denken soll es auf den nächsten Seiten gehen. Dabei werden wir Themen wie das Ego und die Sinnlichkeit berühren, Energien spüren lernen und erfahren, warum es so wichtig ist, sich auch beim Liebesakt als verbundenes Wesen zu verstehen. Am Ende dieses Teils erfahren Sie, wie Sie all das ganz praktisch in Ihrem Liebesalltag umsetzen. Da geht es dann um achtsames Lieben, um entschleunigten Sex, um das Loslassen von Orgasmuszwängen und um die Kunst intimer Nähe – lassen Sie sich überraschen!

Die Zeit des dunklen Sex ist vorbei

Im ersten Teil habe ich bereits anklingen lassen, dass wir dabei sind, eine neue Ära in der Menschheitsgeschichte einzuläuten. In vielen Ländern beginnen die Konzepte der großen Religionen aufzuweichen, sich zu verändern, zu vermischen oder ganz zu verschwinden. In unserer westlichen Kultur verliert sich von Generation zu Generation der Glaube an Gott als allmächtige Instanz, die im Himmel die Fäden zieht und uns Menschen zu Marionetten auf Erden macht. Auch die Idee des strafenden Gottes verschwindet zunehmend aus unserem Weltbild.

An die Stelle der alten Dogmen tritt eine neue, unabhängige Form der Spiritualität, die nicht an Glaubensrichtungen gebunden ist. Nie zuvor in der Menschheitsgeschichte hatten wir einen so freien Zugang zu heiligen Schriften und spirituellen Weisheitslehren wie heute. Wir lernen, das Göttliche überall zu sehen, in uns selbst, in allem Lebendigen, im Innen wie im Außen, im Himmel wie auf Erden. Wir begreifen, dass wir das Licht und die innere Führung in uns selbst haben. Wir brauchen keinen Guru mehr im Außen zu suchen, weil er in uns drinnen wohnt.

Sicher werden wir immer wieder spirituellen Lehrern begegnen, die uns auf den Weg bringen und uns als Beispiel dienen. Aber diese Lehrer verstehen sich nicht als Meister, sondern als Wegbegleiter, die uns mit ihrem Wissen vielleicht um eine Kurve voraus sind. Sie möchten uns ihre Erfahrung weitergeben und uns letztlich ermuntern, uns selbst als göttlich anzuerkennen. Unsere Seele wollte das übrigens schon immer. Sie ist die treibende Kraft, die uns inspiriert, höher hinauszuwollen und uns weiterzuentwickeln. Sie ist diejenige, die uns die Visionen einflüstert.

Es gibt ein geflügeltes Wort in diesem Zusammenhang, das Sie sicher kennen: Man muss das Dunkle leben, um ins Licht zu kommen. Wir aber haben die Schule der Dunkelheit nun lange genug durchlaufen. Nun ist es an der Zeit, die lichte Seite des Lebens zu entdecken. Viel zu lange haben die Väter der alten Religionen unseren Körper der niederen, physischen Ebene zugeordnet und die Seele als eine geistig hochstehende Macht beschrieben. Das hat zu den im ersten Teil beschriebenen Missverständnissen geführt, die jetzt endlich aufgeräumt werden müssen. Die neue, freie religionsübergreifende Spiritualität lehrt uns: Jeder Mensch ist genauso viel Körper wie Seele. Beides sind zwei Seiten derselben Medaille. Das eine ist der sterbliche, das andere der unsterbliche Teil, und das Unsichtbare durchdringt alle Schichten des Körpers.

Wenn wir geboren werden, bringen wir nicht nur Fähigkeiten zum Überleben mit auf die Welt, sondern auch essenzielle seelische Qualitäten. Diese Werte werden oft als Tugenden bezeichnet, weil sie rein und klar sind und im Grunde das spiegeln, was den ethisch vollkommenen Menschen ausmacht. Unsere Seele ist unter anderem dazu da, um diese in uns angelegten essenziellen Eigenschaften zu fördern, weil sie uns zu dem Leben führen, nach dem wir im Grunde unseres Herzens suchen. Kennen Sie die seelischen Essenzen? Hier sind sie:

Liebe, Freude, Weisheit, Mut, Kraft, Aufrichtigkeit, Demut, Dankbarkeit, Hingabe, Authentizität, Achtsamkeit, Frieden … um nur einige zu nennen. Lauter hehre Eigenschaften also. Sie sind in jedem von uns vorhanden, aber da wir sie nicht besonders oft ausleben, verkümmern sie wie ein ungenutztes Talent. Ich bin schon so manches Mal in meinem Leben belächelt worden, weil ich in fast naivem Idealismus nach diesen Werten strebte. Ich gehe einmal davon aus, dass die meisten Menschen im Grunde ihres Herzens ein guter Mensch sein möchten, und es würde ihnen auch gelingen, wäre da nicht eine mächtige Gegeninstanz namens Ego.

Schluss mit der Arroganz des Intellekts

In unserem Ego ist alles gespeichert, was nicht zu unserer Essenz gehört, also der ganze Rest: Erinnerungen und Ängste, Wahrnehmungen, Konzepte, Verhaltensmuster und so weiter und sofort. Je mehr wir das ablegen, was nicht zu uns gehört, desto mehr spüren wir, wer wir sind und was wir wollen. Mit den »Selbsten«, die wir auch Ego nennen, identifizieren wir uns, weil wir glauben, das seien wir, beziehungsweise das mache uns aus. Aber die Selbste machen nur vermeintlich unser Wesen aus, sie gehören nur in der Welt der Äußerlichkeiten zu uns und sind durch äußere Einflüsse entstanden. Selbste wirken wie harte Schalen, die wir erst knacken müssen, um unseren Kern zu entdecken – unseren heilen Seelenkern.

Die vielen äußerst hartnäckigen, dicken Schalen unseres Ego sind es auch, die uns daran hindern, das wunderbare Geschenk wahrer und echter Sexualität zu entdecken. Denken Sie nur an die vielen widersprüchlichen inneren Stimmen, die an Ihnen zerren, an die vielen Rollen, die Sie im Leben spielen, die vielen Funktionen, die Sie innehaben, Ihr Image, Ihr Beruf, Ihre Stellung, Ihr Aussehen, Ihre Kleidung. Wir sind gewohnt, einander danach zu beurteilen: Wie gut siehst du aus? Wie teuer bist du gekleidet? Was machst du beruflich? Wie viel hast du auf deinem Konto? … Dieses ganze Gehabe von überzogenen Selbstansprüchen, Perfektionsdenken, Kontrollwut, Machtgier, Eitelkeiten, Schuld und Scham, Konsumwahn und Zukunftsängsten. Der ganze Mist also, der uns den Kopf verdreht und uns immer wieder daran hindert, das Unwichtige vom Wesentlichen zu unterscheiden. Höchste Zeit, all das einmal gründlich zu hinterfragen!

Die meisten von uns sind von Kindesbeinen an mit der Idee des Konsumierens aufgewachsen. Wir haben mit der Muttermilch aufgesogen, dass man alles kaufen kann, und leider haben sehr viele, selbst hochintelligente Menschen nicht gelernt, diese Idee im Laufe ihres Erwachsenwerdens infrage zu stellen. So begann sich in unserer Welt etwas zu entwickeln, was ich hier einmal als weitverbreitete, zutiefst unreflektierte Arroganz des Intellekts bezeichnen möchte. Die auf die Materie bezogene Überheblichkeit verleitet uns dazu, alles gering zu schätzen, was sich nicht in Geld, Macht, Wissen oder Anerkennung messen lässt. So streben wir unser ganzes Leben lang nach Werten und Dingen, die man mit Geld kaufen kann. Häuser, Firmen, Beteiligungen, Autos, Menschen, Anerkennung – und eben auch Sex.

Zusätzlich wird uns der Geist verwirrt, indem wir dermaßen mit Informationen, Nachrichten und Werbebotschaften zugemüllt werden, dass wir uns keine Meinung mehr dazu bilden können. Unterm Strich hemmen all diese Phänomene in ihrer Gesamtheit den Wunsch in uns, innerlich zu wachsen und unseren reinsten und wichtigsten Anteilen zu begegnen. So wird die Spiritualität, die uns nach Vollkommenheit suchen lässt, immer wieder hintangestellt, als hätte sie die geringste Priorität von allen.

Doch in letzter Zeit beginnt sich langsam eine Rückbesinnung auf echte, wahre Werte zu etablieren. Philosophen, Therapeuten und Weisheitslehrer mahnen uns, dass der Mensch Sinn und Erfüllung braucht, dass wir über unser rein körperlich-materielles Dasein hinausblicken können und dass dieser Weg uns zu einem besseren Leben führt.

Jetzt ist es Zeit, reinen Tisch zu machen. Auf den nächsten Seiten erfahren Sie, wie man sich ohne jahrelange Psychoanalyse von den Altlasten befreien kann, die sich über viele Generationen auf unsere Schultern gelegt haben. Es sind die Hindernisse, die auch einer Bewusstheit in der Sexualität im Wege stehen.

Mit der Kunst der Entspannung fing alles an

Dass sich so eine Aufräumarbeit lohnt, kann ich Ihnen aus eigener Erfahrung bestätigen. Mein Sexleben hat sich vollkommen verändert, als ich begriffen habe, dass nicht ich mir meine Sexpartner aussuche, sondern meine Muster und Verletzungen. Wie fremdgesteuert ließ ich mich jahrelang immer wieder aufs Neue auf Partner ein, die mir meine Wunden spiegelten. Erst als ich anfing, mich aktiv mit spirituellen Lehren zu beschäftigen und mit Partnern schlief, die eine ähnliche Lebenseinstellung hatten, begriff ich, dass körperliche Begegnungen wirklich und tatsächlich eine beseelende Dimension haben können.

Ein einschneidendes Erlebnis verschaffte mir ein Körpertherapeut, der mir über einige Jahre hinweg regelmäßig meine blockierten Energiebahnen und Meridiane löste. Er machte mich damit vertraut, dass es eine Kraft gibt, die mein Wollen, Fühlen und Erleben lenkt, sobald ich mich ihr öffne. Durch die Körperarbeit lernte ich, den wohligen Entspannungszustand, der sich nach dem Ende der Behandlung einstellte, zu nutzen, um mit meinem Inneren in Kontakt zu kommen. »Bleib nicht bei der Körperlust stecken«, pflegte mein Therapeut zu sagen, wenn er nach der Behandlung den Raum verließ, um mich nachruhen zu lassen, »Du kannst noch viel weiter gehen.« Es hat zwar eine Weile gedauert, bis ich begriff, was er damit gemeint hat, aber mit der Zeit lernte ich, mich immer tiefer in die Entspannung fallen zu lassen und darauf zu vertrauen, dass ich nicht in Abgründe stürzen würde, wenn ich losließ. So brachte ich mir Stück um Stück selbst bei, die Kontrolle aufzugeben und das Loslassen zu genießen.

Irgendwann tauchten in der Tiefenentspannung dann die ersten symbolhaften Bilder auf. Ich ruderte zum Beispiel über einen See, der hohe Wellen schlug, was für starke Gefühlsstürme steht, aber mein Boot kenterte nicht. Eines Tages begegnete ich einem Wesen, das ich sofort als meine Seelenführerin erkannte. Sie ist meine geistige Bezugsperson geworden, zu der ich nach wie vor einen regen Kontakt pflege. Sie hat mich über all die Jahre gelehrt zu fühlen, was für mich richtig ist, und zu spüren, wofür ich in dieses Leben gekommen bin. Heute ist mir mein Seelenkontakt der wichtigste Kontakt überhaupt. Er hat mir geholfen, mir selbst die Nächste zu sein, und das hat nichts mit Egoismus zu tun, sondern ist die wichtigste Lernerfahrung auf dem Weg zu innerem Wachstum. In dem Maße, in dem ich lernte, mich zu achten und zu lieben, konnte ich diese Erfahrung anderen weitergeben. Für mich jedenfalls war meine Nähe zu mir selbst ein großes Glück, denn damit konnte ich auch einem anderen Menschen erlauben, mir wirklich nahe zu kommen.

Rückblickend kann ich kaum glauben, dass dieser jahrelange Lernprozess mit ein paar banalen Entspannungsübungen angefangen hat. Heute weiß ich, dass Entspannung und unterstützende bewusste Atmung ein Tor sind, durch das man auch zu sexuellen Erlebnissen gelangen kann, die innerlich wachsen und heilen lassen. Erst wenn wir unser Bedürfnis nach Kontrolle aufgeben, öffnen sich die Schleusen, durch die die Seele wirken kann.

Wenn Sie mögen, probieren Sie einmal die folgende Übung aus. Sie hilft Ihnen, in einen direkten Dialog mit Ihrer Seele zu treten. Es handelt sich um eine meditative Fantasiereise. Wenn Ihnen das »Malen« innerer Bilder schwerfällt oder Sie nicht sonderlich darin geübt sind, kann es passieren, dass die Bilder nur verschwommen auftauchen, Ihnen unsinnig erscheinen oder gar nicht erst entstehen. Bitten Sie in dem Fall Ihre Seele, Ihnen deutlichere Bilder zu zeigen, und warten Sie ab, was geschieht. Wenn Sie keine besseren Bilder sehen oder sich Szenen einmischen, die in Ihnen ein ungutes Gefühl aufkommen lassen, sollten Sie die Übung abbrechen und es zu einem späteren Zeitpunkt erneut probieren. Fantasiereisen kann man üben. Am besten, Sie praktizieren sie am immer gleichen Platz – einem Ort der Stille – und zu Zeiten, in denen Sie sich ausgeruht und positiv gestimmt fühlen.

SEELENKONTAKT

Nehmen Sie an Ihrem Ort der Stille Platz, und stimmen Sie sich auf Ihr Vorhaben ein, indem Sie zu sich sagen, dass Sie nun Kontakt mit Ihrer Seele aufnehmen möchten. Zünden Sie eine Kerze an, als Symbol für Ihr geistiges Licht. Achten Sie beim Sitzen darauf, dass Ihre Wirbelsäule aufrecht ist, das Kinn leicht nach unten gesenkt, der Nacken lang. Diese Haltung macht Sie empfänglich für feine Schwingungen. Entspannen Sie sich eine Weile, indem Sie in den Bauch atmen und in die Flamme schauen. Lassen Sie Ihren Blick dabei weich und meditativ werden, halb nach innen und halb nach außen gerichtet.

Wenn Sie spüren, dass Sie bereit sind, bitten Sie Ihre Lichtseele, mit Ihnen in Zwiesprache zu gehen. Bitten Sie sie, Ihnen ein Zeichen zu geben, wenn der Kontakt hergestellt ist, und warten Sie ab, ob Sie eine Veränderung wahrnehmen. Vielleicht spüren Sie ein warmes, wohliges Empfinden, vielleicht taucht bereits ein inneres Bild auf, vielleicht hören Sie eine Melodie. Was immer es ist – machen Sie nur weiter, wenn es sich gut anfühlt.

Lassen Sie vor Ihrem inneren Auge nun eine blühende Sommerwiese entstehen, in deren Mitte ein Bach plätschert. Gehen Sie zu dem Bach. In der Mitte finden Sie einen Stein, auf den Sie sich setzen können. Sie sind ganz im Trockenem und rings um Sie herum fließt und murmelt das klare Quellwasser. Genießen Sie die Situation mit allen Sinnen. Hören Sie das Wasser, riechen Sie den Duft der Sommer-

*blumen, spüren Sie die Wärme des Steins, auf dem Sie sitzen.
Wenn Sie sich ganz und gar wohlfühlen, bitten Sie nun Ihre
Lichtseele, sich Ihnen zu zeigen. Warten Sie ab, was
geschieht. Was immer jetzt auftaucht – eine Figur, ein
Wesen, ein Tier, fragen Sie es, ob es Ihre Seele repräsentiert,
und warten Sie wieder die Antwort ab. Wenn Sie ein Nein
wahrnehmen, können Sie die Übung entweder abbrechen
oder Ihre Seele nochmals bitten, sich zu zeigen.*

*Hören, sehen oder spüren Sie ein Ja, können Sie nun einen
Dialog beginnen. Sprechen Sie zu Ihrem Seelenwesen wie zu
einem vertrauten Freund, denn das ist es schließlich auch.
Stellen Sie Fragen, und bitten Sie um Antwort, schildern Sie
ein Problem, und bitten Sie darum, dass sich Ihnen eine
Lösung zeigt. Mit etwas Übung wird Ihnen der Kontakt zu
Ihrem Seelenwesen oder Weisheitsteil immer leichter fallen,
und Sie bekommen schneller und präziser Antworten auf
Ihre Fragen. Auch Seelenkontakte möchten gepflegt werden!
Halten Sie diesen Kontakt hoch – es ist Ihre wichtigste
»Connection« nach oben.*

*Zum Schluss Ihres Gespräches bedanken Sie sich bei Ihrer
Seele für ihr Erscheinen. Um Ihre Reise zu beenden, gehen
Sie exakt den gleichen Weg zurück, auf dem Sie gekommen
sind. Erheben Sie sich von Ihrem Stein, hüpfen Sie zurück
auf Ihre Sommerwiese. Erst dann nehmen Sie einen tiefen
Atemzug und landen wohlbehalten in Ihrem Körper und
Ihrem Alltagsbewusstsein.*

Unsere Realität ist ein Mythos

Ich kenne eine Menge Leute, die behaupten, nur das zu glauben, was sie sehen, hören, schmecken, tasten oder riechen. So eine Lebenseinstellung ist vollkommen in Ordnung, allerdings kann Sexualität auf diese Art und Weise nicht größer und heiler werden. Unsere fünf Sinne sind uns in die Wiege gelegt worden, damit wir die Welt begreifen und uns in ihr zurechtfinden. Durch sie erfahren wir das Leben als real – also so, wie es nach landläufiger Meinung dem gesunden Menschenverstand entspricht. Aber wenn wir unseren Verstand verschärft einsetzen, merken wir schnell, dass unsere Wahrnehmung gar nicht so objektiv und realistisch ist, wie wir meinen. Andere Menschen sehen, hören, fühlen, schmecken oder riechen in der gleichen Situation etwas ganz anderes.

Haben Sie schon mal in einem Dunkelrestaurant gegessen? Da erleben Sie die Welt aus der Sicht eines Blinden und merken, dass sie die Welt völlig anders erfahren. Es gibt unzählige Beispiele für die unterschiedliche Wahrnehmung der Menschen. Viele schlaue Geister haben sich darüber schon Gedanken gemacht. Philosophen und Sinnesforscher beschäftigen sich damit, die Fernsehsendung »Galileo« offenbart uns Woche um Woche die Wunder der Wahrnehmung. Oder denken Sie an die Facettenaugen der Insekten. Wie mögen sie die Welt wohl sehen? Spätestens an diesem Punkt wird deutlich, dass Wahrnehmungsorgane nur subjektive Sichtweisen widerspiegeln – und die unwillkürliche Interpretation des Wahrgenommenen wird auch noch durch den persönlichen Filter unserer Erfahrungen und Meinungen gefärbt. Was wir im Alltag wahrnehmen, ist nur für uns selbst wahr, und je nach Tagesform, Gemütslage und äußeren Umständen kann sich diese Wahrheit von einer Minute auf die andere ändern.

Ohne es beweisen zu können, was im Übrigen gar nicht möglich wäre, stelle ich hier die Behauptung auf, dass der »gewöhnliche« Gebrauch unserer Sinne nicht ausreicht, um Sex zu dem zu machen, wovon dieses Buch handelt. Sex mit allen fünf Sinnen zu erleben ist unbestreitbar etwas Wunderbares. Die Magazine sind voll davon, uns beizubringen, wie wir unsere Sinne öffnen. Sinnliche Erotik bedeutet für viele Menschen das Höchste der Gefühle. Trotzdem stelle ich mich hin und sage: Das reicht nicht. Um eine sexuelle Begegnung in ein göttliches Erlebnis zu verwandeln, braucht es über die Sinnlichkeit hinaus noch die Bereitschaft, nach innen zu schauen und noch viel feiner zu fühlen. Das *sexual healing*, nach dem wir uns so tief sehnen, geschieht wie von selbst, sobald wir die gewöhnliche Sinneslust mit dem neuen Bewusstsein anreichern, das sich jetzt überall auf der Erde Bahn bricht.

Ich war in der Schule ziemlich schlecht in Physik und in Mathe sowieso. Was mir beim Abitur die Durchschnittsnote gehoben hat, war mein Aufsatz in Deutsch. Ich bekam dafür die Bestnote des gesamten Jahrgangs, worauf ich ziemlich stolz bin, denn in dem Thema hätte man sich leicht verirren können. Es ging um das Verhältnis des einzelnen Menschen zur gesamten Menschheit: »Das Ich und die Gesellschaft« hieß der vorgegebene Titel, und ich schrieb aus dem Bauch heraus einfach drauflos. Es fiel mir offensichtlich leicht, die Verknüpfungen der individuellen mit den universellen Energien in unserer Welt zu

begreifen und in Worte zu fassen, und während ich das nieder-
schreibe, merke ich, dass ich genau das heute immer noch tue.
Es scheint ein Teil meines Plans hier auf der Erde zu sein. Meine
Lehrer meinten zwar oft, ich sei verträumt und nicht ganz von
dieser Welt, aber ich bin überzeugt, dass genau diese Eigen-
schaft den kosmischen Menschen ausmacht: nicht nur von dieser Welt zu sein, sondern auch von einer anderen. Was ich
damals spürte und ahnte, weiß ich heute mit Gewissheit: dass
unsere Welt auf mehreren Wahrnehmungsebenen existiert und
dass diese so gut verknüpft sind, dass man übergangslos von
einer »Realität« in die andere gleiten kann, ohne sich zu verzet-
teln oder irgendwo hängen zu bleiben.

Auf jeden Fall war es mir eine tiefe innere Genugtuung, vor
einigen Jahren mit den Erkenntnissen der modernen Quantenphysik konfrontiert zu werden. Da lernte ich nämlich, dass vieles von dem, was seit etwa 300 Jahren unser Weltbild prägt und
was den Schülern heute noch im Unterricht eingepaukt wird,
bereits überholt ist. Die Naturwissenschaft hat beharrlich die
Existenz einer höheren Wirklichkeit bestritten, bis die Quantenphysik ins Spiel kam. Durch sie wurde ein tief greifender Para-
digmenwechsel eingeläutet, der unser Verständnis von den
Zusammenhängen in unserer Welt äußerst machtvoll verändert.
Denken Sie bitte nicht, das sei jetzt zu weit ausgeholt. Der erste
Schritt zu gesundem, heilem Sex besteht darin, das neue Weltbild tief zu inhalieren und zu integrieren.

Werner Heisenberg, Nobelpreisträger für Physik und nach
Albert Einstein einer der Pioniere der Quantenphysik, hat einmal gesagt: »Der erste Trunk aus dem Becher der Wissenschaft
macht atheistisch. Aber auf dem Boden des Bechers wartet

Gott.« Damit brachte er die Grundidee der Quantenphysik, dass alles in unserer Welt von göttlicher Energie durchtränkt ist, auf den Punkt. Wer immer noch anders darüber denkt, hat den Becher einfach noch nicht ausgetrunken ...

Im Prinzip bestätigt die Quantenphysik, was die alten Weisheitslehren und die Mystik seit Jahrtausenden lehren: Alles besteht aus Energie und Bewusstsein. Ob Sie das Ganze nun als ewiges Sein, als göttliche Matrix, als Quantenfeld oder kosmisches Bewusstsein bezeichnen, bleibt Ihnen überlassen. Unterm Strich wissen wir heute: Der Mensch, die Erde, das gesamte Universum ist ein einziges energetisches Gefüge, und über dieses großartige Energienetzwerk ist alles mit allem verbunden. Ihre Kollegen, Ihr Esstisch, Ameisen, Bäume, Autos, Ihre Zimmerpalme, die Sterne und unsere Sonne – auf der kleinsten vorstellbaren Ebene besteht alles aus Quanten, und die sind reine Energie. Auch die Räume zwischen den Dingen, die wir sehen, sind keineswegs nur mit Luft gefüllt, es sind Energiefelder. Wenn wir mit einer Lupe wahrnehmen könnten, was sich auf der Ebene der Energien abspielt, kämen wir gewaltig ins Staunen. Wir würden begreifen, dass wir und alles um uns herum aus Energieballungen verschiedenster Schwingungen bestehen, die in einer universellen Energiesuppe schwimmen.

Auf Quantenebene gibt es keine Grenzen zwischen innen und außen, oben und unten, wir selbst sind bewiesenermaßen weder fest noch immer gleich, sondern verändern uns ständig mit den uns beeinflussenden Energien. Auch wir nehmen an diesem ständigen Wandel teil, und zwar in erster Linie durch unsere Gedanken, denn wie viele von Ihnen wissen, sind das sehr mächtige Energien. Mit unseren Gedanken erschaffen wir unsere Wirklichkeit. Unsere Gedanken erzeugen unsere Meinungen und Überzeugungen, die bringen unser Befinden und Gefühle hervor, die wiederum unser Handeln bestimmen. So betrachtet, stehen und fallen unsere persönliche Realität und Lebensqualität mit dem, wie wir denken und fühlen. Und wenn wir die Idee weiterspinnen, kommen wir darauf, dass unser Geist, der bekanntlich die Überzeugungen produziert, darüber bestimmt, was in unseren Betten passiert. Genau so, wie wir über Sex und Erotik denken, werden wir Sex und Erotik erleben.

Für Menschen, die in der Vergangenheit schlechte Erfahrungen mit Sexpartnern gesammelt haben, eröffnen sich damit ganz neue Perspektiven. Statt wie gewohnt die Vergangenheit in die Zukunft zu projizieren und nichts Angenehmes oder Aufregendes im Bett mehr zu erwarten, können sie nun die Erkenntnisse der Quantenphysik in ihr Leben holen und anwenden: Probieren Sie doch mal aus, was geschieht, wenn Sie Ihre Meinung ändern und etwas anderes erwarten als das, was Sie kennen! Im Prinzip eine einfache Sache: Lenken Sie Ihre Gedankenenergie und Ihre Aufmerksamkeitsenergie darauf, dass Sex etwas Wunderbares und Spannendes ist – und Sie werden Sex als etwas Wunderbares und Spannendes erleben.

Ich weiß, ich weiß, das klingt ein bisschen zu einfach. Und Sie haben recht. Das Spiel mit der Gedankenenergie funktioniert natürlich nur, wenn auch Ihr Unterbewusstsein mitspielt. Dort sind nämlich die alten Muster und Überzeugungen gespeichert, die durch Ihre Erfahrungen entstanden sind. Diese Überzeugungen sind stärker als jeder bewusste Wunsch und müssen entsprechend umformuliert werden. Finden Sie also heraus, was Sie tief in Ihrem Innern über Sex denken. Wenn Sie davon überzeugt sind, dass Sex nur Unglück bringt, werden Sie genau das erleben. Die gute Nachricht ist, dass Sie diese Überzeugung löschen können.

Sobald Sie herausgefunden haben, welches Ihre Glaubenssätze sind, können Sie diese aus Ihrem Unterbewusstsein hervorholen und heilen, indem Sie sich immer wieder genau das Gegenteil vorsagen: Sex macht glücklich, Sex macht gesund, Sex heilt Beziehungen, kann erfüllend sein und verändert das Leben zum Positiven. Was immer Sie sich von Ihrem Sexleben wünschen: Jedes neue Erleben beginnt mit einer neuen Überzeugung.

Das alte Lied von der Macht der Gedanken wird hier neu angestimmt. Die Quantenphysik beweist wissenschaftlich, dass wir die Umstände in unserem Leben verändern können, indem wir anders darüber denken. Für den Heilungsprozess der Sexualität eröffnen sich damit großartige Perspektiven. Grob formuliert, wissen Sie jetzt, dass der Startknopf für göttlichen Sex in Ihrem eigenen Kopf liegt. Sollten Sie also ungute Erfahrungen mit Sex gemacht und entsprechende Vorbehalte dagegen entwickelt haben: Drücken Sie den Reset-Knopf in Ihrem Gehirn. Schalten Sie um auf Neubeginn, und erwarten Sie, dass Ihre Sexualität sich in eine natürliche, nährende Energiequelle in Ihrem Leben verwandelt. Damit geben Sie Ihren sexuellen Energien den entscheidenden Push, um sich neu zu formieren. (Auf einer der nächsten Seiten, beim Thema Selbstliebe, finden Sie eine sehr wirksame Übung, um negative Ansichten über Sex zu löschen und durch positive Glaubensmuster zu ersetzen.)

Für Menschen, die sich zum ersten Mal mit Quantenphysik beschäftigen, klingt deren Botschaft ziemlich beunruhigend. Wenn man es genau nimmt, bleibt damit ja von unserem alten

Weltbild kein Stein mehr auf dem anderen, und wir beginnen, an unserer Wahrnehmung zu zweifeln. Wie kann es sein, dass die Stabilität unseres Körpers und überhaupt aller festen Dinge gar nicht existiert? Nach wie vor vermitteln uns unsere fünf Sinne, dass wir einen festen Körper mit klaren Abgrenzungen hätten und dadurch von allem anderen, also auch von den anderen Körpern getrennt wären. Wieso ist das, was wir sehen, eine Illusion? Die Antwort der Quantenwissenschaft lautet: weil sich die Ereignisse auf der Quantenebene in Lichtgeschwindigkeit zutragen und unsere Sinne darauf nicht reagieren können. Unsere Augen sind nicht in der Lage, die Gegenstände als Energieballungen zu sehen, weil die Energie viel zu schnell vibriert. Wir sehen sozusagen zu langsam und können die flirrenden Energiewellen nur in Blöcken wahrnehmen, wodurch für uns der Eindruck entsteht, es handele sich um einen festen Gegenstand. Ich finde Quantenphysik hochspannend, aber ich denke, es wird noch eine Weile dauern, bis wir das neue Wissen in unser Denken integriert haben. Vorerst bleibt uns nichts anderes übrig, als zur Kenntnis zu nehmen, dass sich unsere Weltanschauung mit diesen neuesten wissenschaftlichen Erkenntnissen in vielen Bereichen verändern wird und dass wir uns trotzdem wie bisher auf unsere gewohnte Wahrnehmung verlassen sollten.

Das Geheimnis des verbundenen Liebens

Im normalen Alltag sind wir darauf angewiesen, zu glauben, was wir hören, sehen, fühlen und schmecken. Schon aus Überlebensgründen. Es wäre fatal, einem Auto nicht auszuweichen, nur weil man gelernt hat, dass es eigentlich aus Energie besteht.

Auf der Ebene der alltäglichen sinnlichen Wahrnehmung wäre so ein Verhalten purer Unsinn. Wir spüren und sehen unsere festen Körper und dass die Dinge voneinander abgegrenzt sind. Da ist ein Auto, ein Haus, ein Mensch, ein Computer, ein Baum – alles steht einzeln für sich, das ist erfahrbare Wahrheit, von der wir uns nicht abbringen lassen müssen.

Hinderlich wird die Sache jedoch, wenn sich die Grunderfahrung des Getrenntseins auf das Gemüt und die Gefühle überträgt. Dann fühlen wir uns von den Menschen getrennt, die wir lieben, wir fühlen uns von Gott getrennt, von unserem eigenen Ich, unserer Seele, von unseren Bedürfnissen und allzu oft vom Rest der Welt. Dieser Gefühlszustand ist nicht nur äußerst schmerzvoll, sondern auch ein Trugschluss, wie wir jetzt wissen. Im tiefsten Grund unserer Seele sehnen wir uns danach, genau das zu spüren, von dem wir jetzt wissen, dass es die Wahrheit hinter allem ist: Alles ist mit allem energetisch verbunden. Das zu erkennen, zu akzeptieren und ins alltägliche Leben zu übertragen, ist das Basisrezept für Heilung allgemein und für sexuelle Heilung im ganz Speziellen.

Wie erlösend doch das Gefühl von Verbundenheit ist. In diesem Lebensgefühl fühlen wir uns pudelwohl, weil es unser inneres Zuhause spiegelt. Der Wunsch, sich mit Menschen, mit der Natur, mit einer Tätigkeit oder mit sich selbst zu verbinden, entspringt der Seele, und sobald er sich erfüllt, fühlen wir uns beglückt und erweitern dabei auch unseren Horizont. Wir wachsen über das vernünftige Alltagsdenken hinaus und sagen: »Herrlich, dieses Leben, alles gehört zusammen, und ich gehöre dazu.«

Dankenswerterweise haben das inzwischen sogar die Ärzte erkannt. Selbst eingefleischte Schulmediziner hören mehr und

mehr damit auf, nur Leber, Lunge oder Blinddarm getrennt vom
Rest zu behandeln, ja, sie verstehen uns als Gesamtorganismus,
dessen Heilungschancen auch seelischen Einflüssen unterliegen.
Was sind Depressionen? Doch nichts anderes als das Gefühl,
vom Rest der Welt isoliert zu sein. So mancher weitblickende
Arzt hat herausgefunden, dass Depression mit chemisch wirksa-
men Stimmungsaufhellern allein nicht zu behandeln ist. Depression ist auch eine spirituelle Krankheit. Sie basiert auf der
Überzeugung des Getrenntseins.

Unser physischer und unser feinstofflicher Körper, Gefühl
und Verstand, Kopf und Herz sind energetisch untrennbar miteinander verzahnt, und zwar über die Energie, die sich in einem
kontinuierlichen Fluss und ständiger Veränderung befindet.
Auch unsere Körper sind vibrierende, pulsierende Energiefelder,
die sich unablässig mit allen anderen Energiefeldern austauschen, auch mit denen von Tieren oder Bäumen und über Ent-
fernungen hinweg mit anderen Menschen. Je tiefer wir in diese
Vorstellungswelt eintauchen, je besser wir sie annehmen können, umso deutlicher spüren wir die Wahrheit dahinter: Immer
sind wir Teil eines Gefüges, und alles, was wir tun, hat Einfluss
auf alles andere in der Welt. Solange wir in unseren Körpern
existieren, befinden wir uns im ständigen Austausch mit den
Energiefeldern um uns herum und in wechselnder Beziehung
dazu. Und wenn Sie nun, liebe Leserin, lieber Leser, meinen, das
seien esoterische Halbwahrheiten, darf ich Sie eines Besseren
belehren. Auch dies sind Schlüsse, die aus den Erkenntnissen
der modernen Quantenphysik gezogen werden müssen. Sie verändern sukzessive unsere Sicht auf das Leben, und nicht zuletzt
auf den Liebesakt.

Wenn Menschen miteinander schlafen, die sich nicht als zusammengehörig empfinden, entstehen Leid und Leere. Eine Teilnehmerin eines meiner Seminare zum Thema »Liebe in der neuen Zeit« hat den Sex mit ihrem Freund genauso geschildert: »Ich habe das Gefühl, dass unsere Intimsphäre zu einer Art Schlachtfeld geworden ist, auf dem wir unsere Frustrationen abreagieren«, klagte sie. Da sei kaum noch Emotion im Spiel, sondern pure Geilheit, die manchmal auch etwas erschreckend Brutales habe. Als ich Carola, so hieß die Frau, fragte, was sie denn vermisse, war ihre Antwort: »Innigkeit. Ich leide darunter, dass uns nichts verbindet außer Sex.«

Ich habe Carola gebeten, sich zu überlegen, ob sie beide nicht doch Gemeinsamkeiten hätten. »Was verbindet dich mit deinem Freund?«, fragte ich sie. »Es muss doch einen Grund geben, warum du dich mit ihm triffst.« Carola dachte lange nach. »Wir sind beide Einzelgänger«, sagte sie nach einer Weile, »wir haben anstrengende Berufe, sind viel unterwegs und haben beide keine Zeit für eine enge Beziehung. Das hält uns zusammen. Es ist auch praktisch, weil keiner mehr vom anderen will als Sex. Ich fand das lange Zeit sehr aufregend. Inzwischen merke ich aber, dass mich die Art, wie wir auseinandergehen, mehr und mehr verletzt. Ein Abschiedskuss, dann geht jeder wieder seiner Wege, als wäre nichts gewesen. Dieses leere, schale Gefühl danach halte ich bald nicht mehr aus.«

Nachdem Carola bewusst wurde, wie sehr sie sich selbst durch ihre »Sexkultur der Abspaltung«, wie sie es nannte, verletzte, entschloss sie sich zu einem mutigen Schritt. Sie gestand ihrem Freund, dass sie tiefe Gefühle für ihn empfindet und die bisherige Art des Umgangs nicht mehr aushielt. Sie wünsche sich

eine verbindliche Beziehung – oder gar keine. Und siehe da,
plötzlich änderte sich auch das Verhalten ihres Freundes. Er
schien sogar erleichtert, dass die Beziehung eine neue Wende
nahm, denn auch er hatte den Wunsch nach mehr Innigkeit, es
aber nie gewagt, darüber zu sprechen. Ich habe Carola und ihrem Freund eine Übung empfohlen, die ich auch Ihnen ans Herz
lege, wenn Sie sich einsam und abgeschnitten vom Rest der Welt
fühlen. Die Übung schult das Bewusstsein der Verbundenheit. Sie
holt uns auch in dunklen Zeiten immer wieder in das tröstliche
Gefühl zurück, an das Leben angebunden zu sein. Je öfter Sie in
dieses wundervolle Gefühl eintauchen, desto stärker verwurzeln
Sie sich darin, bis Sie sich vollkommen darin zu Hause fühlen.

EIN TEIL VON ALLEM SEIN

*Sorgen Sie als Erstes dafür, dass Sie nicht gestört werden.
Legen Sie sich bequem auf den Rücken. Entspannen Sie
Ihren Körper, indem Sie in den Bauch atmen und den Kiefer
und die Schultern locker lassen. Schließen Sie die Augen,
und genießen Sie eine Weile das Gefühl der Stille und des
Entspanntseins.*

*Wenn Sie bereit sind, gehen Sie in Gedanken an den Ort, wo
Ihr Herz liegt. Stellen Sie sich vor, dass dort ein wohltuendes
weißes Licht brennt, das sich immer weiter in Ihrem Herzen
ausbreitet. Sein Leuchten wird so stark und weit, dass es
über Ihr Herz hinaus auch Ihren Körper ausfüllt. Lassen Sie
vor Ihrem inneren Auge das Bild dieses von weißem Licht
erleuchteten Körpers entstehen.*

*Sie können nun genau sehen, wie alle Organe miteinander
verbunden sind, wie sich das Nervensystem von der
Schädeldecke bis in die Zehenspitzen verzweigt und wie
wiederum die Organe und das Nervensystem mit dem
Blutkreislauf, den Muskeln und dem Skelett verbunden sind.
Genießen Sie das Organsystem Mensch, das Sie sind!
Nach einer Weile lassen Sie zu, dass das Licht Ihre
Körpergrenze überschreitet und auch Ihr äußeres
Energiefeld beleuchtet. Vielleicht gelingt es Ihnen,
verschiedene Abstufungen Ihrer Aura zu »sehen«.
Wenn Ihr Licht sich nun kreisförmig um Ihren Körper
herum weiter ausbreitet, kommt es irgendwann in
Berührung mit anderen Energiefeldern oder Gegenständen.
Beobachten Sie, wie Ihr Licht mit jedem Atemzug mehr den
Raum ausfüllt, in dem Sie sich befinden. Dabei kommt es in
Kontakt mit allen Dingen; mit Pflanzen und Wesen im
Raum, es verbindet sich mit allen Energien, die sich darin
befinden.
Es fällt Ihnen leicht, Ihr Licht über den Raum hinaus
auszubreiten und das gesamte Haus ausfüllen zu lassen, in
dem Sie sich befinden. So verbinden Sie sich mit allen
Personen, allen Möbelstücken, allen Pflanzen und Zierwesen
darin.
Wenn Sie mögen, verbinden Sie sich über Ihren Lichtstrahl
nun auch mit Menschen außerhalb des Hauses, die Sie
mögen und lieben. Sie können Ihr Licht zum Beispiel zu
Ihrem Liebespartner schicken, um sich mit ihm zu*

verbinden, Sie können es einer Person schicken, der es nicht gut geht, oder zu einem Tier, einem Baum, einer Pflanze, einer ganzen Landschaft. Über Ihr Licht können Sie sich mit allem verbinden, was Ihnen am Herzen liegt und mit dem Sie Kontakt aufnehmen möchten.

Um die Übung allmählich zu beenden, lassen Sie in Ihrem Geist ein Bild entstehen, in dem Sie Ihr Licht strahlenförmig in alle Richtungen ausbreiten und sich über jeden Strahl mit allem verbinden, was um Sie herum existiert – über den Erdball hinaus ins gesamte Universum. Genießen Sie das Gefühl der Geborgenheit und der göttlichen Ordnung, in der Sie einen Teil darstellen und eine wichtige Funktion haben. Das Gefühl dieser Verbundenheit zu entwickeln ist ein wichtiger Teil Ihres Seelenwegs und ein Schlüssel zu Ihrem Lebensglück.

Bleiben Sie so lange in dem beglückenden Gefühl, wie Sie es halten können, lassen Sie es durch Ihren Körper strömen, und intensivieren Sie es durch tiefes, langsames und bewusstes Ein- und Ausatmen in den Bauch. Eins zu sein mit allem ist das Urgefühl, mit dem Sie im Bauch Ihrer Mutter gewachsen sind, und irgendwann werden Sie wieder in diese Grundstimmung hineintauchen. Machen Sie sich bewusst, dass Sie sich im Urgrund Ihres Herzens immer danach gesehnt haben, den Zustand des Einsseins mit allem wiederherzustellen.

Lassen Sie sich Zeit, und kommen Sie dann mit einigen bewussten Atemzügen in Ihren Körper zurück.

Je öfter Sie die Übung machen, desto leichter fällt es Ihnen mit der Zeit, das Bild des Lichts vor Ihrem inneren Auge entstehen zu lassen und an bestimmte Orte oder zu bestimmten Personen zu schicken. Vielleicht haben Sie Lust, es einmal auszuprobieren, wenn Sie mit Ihrem Partner oder Ihrer Partnerin im Bett kuscheln und einfach nur Körperkontakt und Nähe genießen. Die Lichtübung kann Ihren Kontakt noch sehr viel inniger machen und eine Brücke von Herz zu Herz bauen. Damit verbinden Sie sich über viele Alltagsprobleme und Meinungsverschiedenheiten hinweg miteinander und können eine heilsame Atmosphäre von Vertrauen und Intimität entstehen lassen.

Sinnlich und übersinnlich lieben

Was immer wir unternehmen und ausprobieren, um uns ins Leben eingebunden zu fühlen, ist richtig. Wir können gar keinen Fehler machen, weil wir dabei ja in Kontakt mit unserer Seele treten. Ich möchte Ihnen hier eine Variante vorstellen, die ich persönlich sehr spannend finde und die meines Erachtens sehr gut in die neue Zeit passt. Es geht um die Wahrnehmung von Energien.

Wie Sie vielleicht wissen, haben die seit einigen Jahren sehr intensiv gewordenen Sonnenstürme eine große Menge erhöhter Lichtenergie auf unsere Erdatmosphäre gebracht. Diese Energien haben mitunter bedrohliche Auswirkungen auf unsere technischen Orientierungs- und Kommunikationssysteme, aber bei vielen Menschen scheinen sie auch Positives zu bewirken. Es heißt zum Beispiel, dass die Sonnenenergie unsere Sensoren für feinstoffliche Energien verfeinert. Mir erzählen in letzter Zeit viele Menschen halb im Spaß, halb im Ernst, dass sie glauben, telepathisch veranlagt zu sein. Kaum denken sie an jemanden, ruft er an! Ihnen ist das bestimmt auch schon oft passiert: »Das war jetzt Gedankenübertragung«, sagen Sie, wenn Sie den Hörer abnehmen und die Person dran ist, die Sie gerade anrufen wollten. Oder der Mensch, mit dem Sie sich gedanklich gerade unterhalten, kommt Ihnen auf der Straße entgegen. Oder Sie beschäftigen sich mit einem Problem, schlagen ein Buch auf und Ihr Blick fällt genau auf die Stelle, an der die Antwort steht. Ich schätze, dass solche vermeintlich zufälligen Koinzidenzen für viele von uns bald ganz normal sein werden.

Wir sind zweifellos im Zeitalter der Energien gelandet. Wenn ich nur überlege, wie oft wir heute das Wort Energie in den Mund nehmen. In der Politik geht es um Energiewende, in der Umwelt um erneuerbare Energien, es ist die Rede von Energieverschwendung. Auch uns selbst verstehen wir nicht mehr nur als physische Körper, sondern als Energiesysteme. Wir erkennen uns als intuitive Wesen und verspüren den Drang, unsere Medialität und Spiritualität zu erforschen.

Ich beobachte diese neue Offenheit gegenüber den unsichtbar wirkenden Kräften jetzt häufiger bei Freunden und Bekannten, und viele sprechen fasziniert von übersinnlichen Phänomenen. Ich habe die Teilnehmer einer Meditationsrunde einmal im tiefen Entspannungszustand gebeten, die Augen zu öffnen und eine bestimmte Person mit weichem, entspannt meditativem Blick anzuschauen, der halb nach außen und halb nach innen gerichtet ist. Es war erstaunlich, wie viele aus der Runde in der Lage waren, einen weißen Kranz um die Körperkonturen der Person wahrzunehmen. Eine Frau erzählte sogar, dass sie beobachten konnte, wie sich das Energiefeld der Person rund um den Kopf ständig veränderte, wenn sie sprach. Als ich dann wieder das Wort ergriff, konnte die Teilnehmerin deutlich verfolgen, wie sich das bewegte Feld über meiner linken Kopfhälfte deutlich größer wölbte als über der rechten. Ganz offensichtlich war die von der linken Gehirnhälfte gesteuerte Denktätigkeit aktiver als die rechts liegende Gefühlsseite.

Um feinstoffliche Energien wahrzunehmen, benutzen wir genau die Sinne, die uns das Überleben in der grobstofflichen Welt ermöglichen, nur eben in ihrer erhöhten, übersinnlichen Form. Aus dem Hören wird dann eine Hellhörigkeit, aus dem Sehen die Hellsichtigkeit, es gibt hellfühlige oder hellwissende Menschen und ja – auch hellriechende und hellschmeckende, die einen »überirdischen« Geruch in der Nase oder einen ebensolchen Geschmack auf der Zunge verspüren. Ich glaube, dass viele von uns solche Wahrnehmungen haben, sie aber bisher nicht beachtet oder entsprechend interpretiert haben. Wie gesagt, beginnen wir gerade erst, die Welt in ihrer erweiterten energetischen Dimension wahrzunehmen.

Die spirituelle Lehrerin Linda Vera Roethlisberger, die in der Schweiz ein Institut zur Schulung der Medialität betreibt, behauptet, die Fähigkeit dazu sei in jedem von uns angelegt. Der Sitz für unsere Feinspürigkeit sei die Zirbeldrüse, die zwischen den Augenbrauen liegt, also an der Stelle, an der wir auch unser drittes Auge vermuten. Es entspricht nach der Chakrenlehre dem sechsten Chakra, das uns mit unserer Intuition verbindet. Mit einer geschulten Intuition ist es möglich, seine Übersinnlichkeit zu entdecken und zu trainieren. Allerdings, so Roethlisberger, sind bei den meisten Menschen nicht alle Sinne gleichermaßen hell (oder heil). Jeder habe da so seine Prioritäten.

Überlegen Sie einmal, welcher Ihrer fünf Sinne am stärksten ausgeprägt ist: Sehen Sie manchmal mehr als andere, fühlen Sie mehr, hören Sie Ihre innere Stimme besonders deutlich, wissen Sie manchmal Dinge mit einer Gewissheit, die Ihnen keiner nehmen kann? Wer seine Sinne schult und verfeinert, statt sie ständiger Reizüberflutung auszusetzen und abstumpfen zu lassen, beginnt mit der Zeit tatsächlich, Energiephänomene wahrzunehmen. Ich würde Ihnen an dieser Stelle gern mehr über unsere Feinwahrnehmung erzählen, aber damit kämen wir ernsthaft vom Thema ab. Lassen Sie mich also lieber erklären, warum ich diesen Ausflug unternommen habe.

Warum wir unsere Sexpartner gut wählen sollten

Wir machen uns etwas vor, wenn wir glauben, Sexualität beschränke sich auf den oft zitierten Austausch von Körpersekreten. Es ist höchste Zeit, die Vorgänge beim Liebesakt in neuem Licht zu betrachten. Und nicht nur das. Es ist auch Zeit, unsere Sinne feiner zu tunen und der Kunst des Empfindens Raum und Zeit einzuräumen.

Tatsächlich lassen das Wissen um die vielschichtigen energetischen Prozesse beim Liebesakt und die wachsende Wahrnehmung von Energie die Sexualität in einem neuen Licht erscheinen. Menschen mit feiner und sensibler Wahrnehmung erleben und genießen ihre Sexualität um einiges facettenreicher als andere, deren Energiekörper in niederen Frequenzen schwingen. Ich erinnere mich an einen Vortrag in einer Buchhandlung, bei dem ich über den Austausch von Energien beim Liebesakt sprach. »Ich halte viel von spontanem Sex«, sagte ich, »aber wenig von

One-Night-Stands mit Fremden. Nicht aus moralischen Gründen, sondern vielmehr aus energetischen.« Und dann erklärte ich, warum.

Der Liebesakt ist ein hochenergetischer Prozess, bei dem Millionen von Informationen ausgetauscht werden, verschmelzen, sich verändern, auflösen und neue Verbindungen eingehen. Beim Austausch jeder Form von Körperflüssigkeit werden auch Beziehungsmuster übertragen und – je nach Bewusstseinsstand des Sexpartners – positiv oder negativ besetzte Energiepakete übergeben. Diese Energiepakete setzen sich in unserem eigenen Paket aus Mustern und Konflikten fest, an dem wir ohnehin schon genug zu knabbern haben. Sie verwirren uns zusätzlich. Bei häufigem Partnerwechsel entsteht ein regelrechtes Energiewirrwar. Man verliert sich selbst immer mehr dabei, und die unsichtbaren Verbindungen bleiben bestehen. Es ist also keine schlechte Idee, sich seine Sexgespielen und -gespielinnen gut auszusuchen. Niedere Emotionen wie Zorn, Hass, Angst, Neid oder Missgunst übertragen sich genauso auf uns wie Liebe, Achtung oder Fürsorglichkeit.

Nach dem Vortrag kam eine junge Frau aufgeregt auf mich zu. Sie wollte mich unbedingt unter vier Augen sprechen. Kaum hatten wir uns in einer Ecke des Veranstaltungsraums niedergelassen, brach es aus ihr heraus. Jetzt sei ihr endlich klar geworden, warum es ihr seit einer Woche so schlecht geht: »Es war dieser Machotyp aus der Disco.« Er hatte sie zu ein paar Drinks eingeladen und dann ziemlich direkt angemacht. Sie fand das wohl sehr aufregend und ließ sich nach dem dritten Glas mit ihm zum Quickie auf der Toilette ein. »Es war ein total geiler Moment, aber danach konnte ich dem Typen nicht mehr in die

Augen schauen. Mir war hundeelend. Ich nahm meine Handta-
sche und verschwand. Nicht einmal unsere Handynummern haben wir ausgetauscht.« Durch meinen Vortrag war der Frau
bewusst geworden, dass sie sich energetisch etwas »eingefan-
gen« haben musste. »Der Typ hatte etwas Finsteres, aber gerade
das hat mich ja angeturnt«, gestand sie mit Tränen in den Augen. Sie wollte von mir wissen, wie sie die »bad vibes«, wie sie
es nannte, jetzt so schnell wie möglich wieder aus ihrem Energiefeld herausbrächte. Ich riet ihr, sich zu beruhigen und sich
etwas Gutes zu tun, das sie aus ihrem Tief herausholte. »Hohe
Frequenzen können niederschwingende auflösen«, tröstete ich
die junge Frau und riet ihr zu einer Art Erste-Hilfe-Paket für
seelische Notlagen: »Statt sich mit einem schlechten Gewissen
herumzuplagen, überlegen Sie sich lieber, was Sie innerlich auf-
richten könnte, und tun Sie es, damit Sie wieder zu sich kommen.« Dann gab ich ihr die Adresse einer Heilpraktikerin, die
energetisch arbeitet. »Sie kann Ihnen sicher helfen, Ihr Energiefeld zu reinigen.«

Viele Menschen kennen das Phänomen: Auch nach einem
kurzen erotischen Intermezzo kann es passieren, dass wir lange
an der Person »hängen«. In der Energiesprache bedeutet das:
Die Energieanteile des anderen sind noch in unserem Feld und
wirken auf unser Denken, Fühlen und Befinden. So etwas kann
sich über Tage, Wochen und Monate hinziehen, manchmal geht
uns ein Mensch ein ganzes Leben lang nicht aus dem Kopf. »Du
bist immer noch bei mir« – ein Satz, der in diesem Zusammenhang neue Bedeutung erhält. Es kann sehr tröstlich sein, einen
geliebten Liebespartner im Kopf und im Herzen zu tragen, wenn
man sich eine Weile nicht sehen kann. Was aber ist, wenn je-

mand einen nicht mehr loslässt, obwohl die Beziehung schon längst gelöst ist? Durch sexuelle Energie geschlossene Verbindungen können sich äußerst hartnäckig in der Aura festsetzen.

Auf wen habe ich mich da eigentlich eingelassen? Wenn auch Ihnen dieser Gedanke am Morgen danach in den Sinn kommt, ergeht es Ihnen vielleicht wie dem attraktiven jüngeren Mann, der an einem meiner Seminare über Seelenpartner teilnahm. Er klagte darüber, ständig erotische Angebote von Frauen zu bekommen. Das löste in der Runde zwar Gelächter aus, aber der Mann schien wirklich darunter zu leiden. Er hatte eine feste Freundin, schaffte es aber nicht, den Verlockungen anderer Frauen zu widerstehen. Im Anschluss an seine Abenteuer plage ihn jedes Mal ein mächtig schlechtes Gewissen. »Eigentlich will ich sie nicht betrügen, ich liebe sie wirklich, aber mein Fleisch ist zu schwach«, beschrieb er seinen inneren Konflikt. Er fühle sich nach jedem Abenteuer nachgerade unrein, seufzte er, er habe schon sehr viel Schuld auf sich geladen.

Bei diesem jungen Mann lag der Fall offensichtlich anders als bei der jungen Frau. Sein größtes Problem waren die Schuldgefühle. Ich habe ihm also nicht geraten, seine erotischen Ausrutscher aufzugeben. Wäre er dazu in der Lage gewesen, hätte er es ja getan. Stattdessen legte ich ihm ans Herz, nicht so hart mit sich selbst ins Gericht zu gehen. »Das Schlimmste an der ganzen Sache ist dein schlechtes Gewissen«, sagte ich. Wenn wir uns schlecht und schuldig fühlen, schneiden wir die Verbindung zu unserem guten, heilen Kern ab, in dem wir die Lösung der Probleme finden. »Verzeih dir deine Schwäche«, riet ich, »und höre auf, dich von deiner Eigenliebe abzuschneiden.« Schmunzelnd hörte ich einige Wochen später, dass der Mann inzwischen allen

Damen, die ihn in eindeutiger Absicht ansprechen, erzählt, dass er schon vergeben sei und sich auf nichts Neues einlassen möchte. Doch als wolle das Leben seine guten Vorsätze prüfen, wurde er durch seine Aufrichtigkeit für die Frauen nur noch interessanter. »Vielleicht ist Treue gar nicht mein Weg«, mutmaßte er bei einem unserer nächsten Treffen. Ich konnte dem nur entgegnen: »Frag dich doch einmal, wonach du suchst, wenn du dich auf jemanden einlässt. Vielleicht kannst du dir das Fehlende auf geistigem Wege holen. Ich glaube, es täte dir gut, dich einmal näher mit deinem Seelenleben zu beschäftigen.«

Tatsächlich geht es vielen Menschen so wie diesem jungen Mann. Sie sind auf der Suche nach etwas, von dem sie nicht wissen, was es ist, und meinen, es bei einem neuen Liebesabenteuer zu finden. In Wirklichkeit aber treibt sie der Hunger nach seelischer Verbindung von einem Arm in den nächsten. Beim Sex in der neuen Zeit fügt sich das zerrissene Band zwischen Sexualität und Spiritualität wieder zusammen. Das ist eines seiner großen Geheimnisse. In dem Augenblick, in dem wir erkennen und akzeptieren, dass sich beim Sex nicht nur Körper, sondern auch Seelen, geistige Kräfte, ja ganze Energiesysteme begegnen und miteinander in Resonanz gehen, verändert sich unsere gesamte Einschätzung dessen, was da geschieht. Uns wird bewusst, dass Sexpartner sich Kraft geben oder nehmen können, dass sie sich gegenseitig anzapfen oder nähren können.

Im Augenblick der Vereinigung kann sogar die Dualität aufgehoben werden. Im dritten Teil erfahren Sie, wie wir uns beim sexuellen Akt in einen transpersonalen Bereich katapultieren können, der uns über das Persönliche hinaus in einen Raum von Weite und Leere führt. In diesem Raum sind wir frei und mit allen essenziellen göttlichen Qualitäten verbunden. Wir spüren Liebe, Weite, Grenzenlosigkeit, Freiheit. Alles Trennende wird dabei aufgelöst. Aber das ist wie gesagt die Kür. Hier sind wir bei der Pflicht und noch ein Stückchen davon entfernt, uns als weitherzige, mit allem verbundene, einzigartige Wesen zu verstehen.

Ein Kurs in Selbstliebe

All diese schönen Menschen im Fernsehen, im Kino, bei den Filmfestspielen von Cannes oder bei der Oscar-Verleihung in Hollywood. All diese Glitzermagazine mit den makellosen Bodys und den perfekten Gesichtern. Könnten wir sie nicht einfach schön sein lassen und uns der eigenen Weiterentwicklung widmen? Können wir eben nicht, denn die Bilder prägen sich in unserem Unterbewusstsein ein, und das ist pure Absicht. Sie sind geschaffen worden, damit wir uns mit ihnen vergleichen und uns beschämt unserer Defizite bewusst werden, damit wir uns nach der gleichen, aber unerreichbaren Perfektion sehnen. Damit wir die Cremetöpfe kaufen, die Schönheitschirurgen besuchen, die vorgeführten Kleider und Schuhe haben wollen. Haben wollen, shoppen gehen, so sein wollen wie die anderen, die schöneren, die sexuell attraktiveren. Die Konsumwelt tut alles, damit wir uns schlecht fühlen, sie zeigt mit dem Finger auf unsere Falten, die Cellulite, die Tränensäcke, die dünnen Haare oder Pickel auf der Haut. Sie will, dass wir uns vergleichen.

Warum tappen wir immer wieder in diese Fallen? Am Ende sind wir dann doch wieder die Frauen, die beim Sex nur Positionen zulassen, in denen ihre Speckröllchen nicht gesehen werden können, die verstohlen das Licht ausknipsen, weil sie sich für ihren Körper schämen. Oder wir sind die Männer, die ihren Frauen eine Brust-OP schenken, damit wir sie sexuell attraktiver finden können. Es ist eine Schande, was wir anstellen, um uns mögen zu können und von anderen gemocht zu werden.

Vergleichen Sie Produkte. Aber vergleichen Sie niemals etwas Lebendiges! Eine echte Begegnung, die zur Beziehung werden soll, kann sich nicht vollziehen, wenn die Beteiligten sich vergleichen, messen und beurteilen. Vergleichen sich Partner oder Liebende, führt das nicht nur zur Abwertung, sondern oft auch zur Trennung. Eigentlich ist nur ein Umschalten nötig, ein kurzes Bewusstmachen der Mechanismen, die hier auf uns wirken, und schon sind wir wieder besser drauf. Jeder Mensch ist einzigartig, sein Aussehen ist einzigartig, und je mehr er dies verinnerlicht und ausstrahlt, desto attraktiver wirkt er auf das andere Geschlecht. *Sexual healing* beginnt damit, sich selbst in allen Facetten anzuerkennen. Es gehört zu unseren größten Aufgaben, unsere Einzigartigkeit zu lieben und nicht an uns zu zweifeln.

Jeder Mensch, der sich auf die Suche nach sich selbst begibt, wird irgendwann bei der Erkenntnis landen, dass Selbstliebe der Zugang zu allem ist, was er sucht. Mit Ihrem Selbst lieben Sie das Göttliche in sich und erkennen an, dass Sie ein Teil von Gott sind. Selbstliebe hat nichts mit egoistischer Liebe zu tun, sie ist sogar das Gegenteil davon. Der Egoist liebt sein Ego, und das ist hohl. Selbstliebe hingegen bezieht das gesamte Universum mit ein. Sie ist die Fähigkeit, durch sich selbst die gesamte Schöpfung mit zu lieben. Sobald wir beginnen, uns zu lieben, beginnen alle in uns angelegten Talente zu erwachen und sich zu entwickeln. Letztlich warten wir nur darauf, uns endlich selbst lieben zu können, weil sich damit unser Leben erfüllt und unsere Sexualität erfüllend wird.

Sich zu lieben heißt nicht, sich immer toll zu finden. Damit wären wir unehrlich zu uns selbst, schließlich machen wir ständig Fehler, haben Schwächen und Unzulänglichkeiten. Wer seine Unvollkommenheit abstreitet oder sogar mit ihr prahlt oder sie hervorhebt, ist weit davon entfernt, sich zu lieben. Egozentrik, Egomanie, Imponiergehabe, Selbstverliebtheit und Selbstsucht oder auch Geltungssucht entstehen, wenn wir uns als vollkommen oder großartig verherrlichen. Ein solches Verhalten entspringt eher einer nicht vorhandenen Selbstliebe. Ich stelle mir das gern bildlich vor: das Selbst als eine Lichtsäule im Innern des Körpers, die göttliche Verbindung also. Ist es angefüllt mit Licht, ist es erfüllt. Anders bei mangelnder Selbstliebe. Menschen, denen es an Selbstannahme fehlt, werden oft als Fass ohne Boden beschrieben. Sie kompensieren ihre innere Leere, indem sie ihr Ego aufblähen.

Selbstliebe zeigt sich durch eine bestimmte Art und Weise, mit sich umzugehen, durch eine Haltung bedingungsloser Annahme seiner selbst. Man ist ehrlich mit sich selbst, spürt eine respektvolle Verbundenheit mit sich und der Welt, und zwar ganz unabhängig davon, wie toll oder unzulänglich oder hilflos und schwach man sich gerade fühlt.

Wenn wir mit unserem eigenen Scheitern oder Ohnmacht konfrontiert werden, besteht die größte Chance, Selbstliebe zu lernen. Unsere menschlichen Unzulänglichkeiten sind eigentlich das beste Übungsfeld. Statt in Schuldgefühlen zu versinken oder sich für etwas zu hassen, können wir uns auch für den liebevollen Umgang mit uns selbst entscheiden. Letztlich kommt es nicht darauf an, was wir erleben, sondern wie wir mit unseren Erfahrungen umgehen.

Menschen, die sich lieben, strahlen inneren Frieden aus. Sie haben eine positive Ausstrahlung, sie gehen, sitzen und stehen aufrecht. Sie atmen meistens ruhig und tief. Man fühlt sich wohl, wenn man mit ihnen zusammen ist. Sie sind ausgeglichen, meistens gut drauf und wirken sehr natürlich. Nichts an ihnen wirkt künstlich oder irgendwie gestelzt. Sie sind mit ihrem (höheren) Selbst verbunden, was sich in ihrer Verbundenheit mit der Natur und mit der ganzen Schöpfung spiegelt. Menschen, die mit sich in Liebe verbunden sind, strahlen Frieden auf ihre Umwelt aus. Mit ihrer Selbstliebe nähren sie die göttliche Energie in sich, und daraus ergibt sich wie von selbst ein neuer Zugang zur Sexualität. Nur zwei mit ihrem eigenen Göttlichen verbundene Liebende können den Liebesakt als Verschmelzung zweier Körper und zweier göttlicher Seelen verstehen, die sich energetisch nähren und erneuern.

Ich möchte Ihnen hier eine kleine Meditation anbieten, die Ihnen vermittelt, wie sich bedingungslose Selbstliebe anfühlt. Wenn Sie merken, dass Sie sich für etwas ablehnen, mit sich hadern oder an sich zweifeln, hilft Ihnen die Übung, sich immer wieder in den Zustand der Liebe zurückzuholen. Anfangs werden Sie vielleicht eine Weile brauchen, bis sich das Gefühl der Liebe in Ihrem Herzen einstellt, doch mit der Zeit kommen Sie immer schnell dorthin, wohin Sie immer wieder zurückkehren sollten: bei sich selbst, im Zentrum der Herzensliebe. Wenn Sie mögen, können Sie die Meditation auch zu zweit machen, bevor Sie sich beim Liebesspiel einander zuwenden.

ALLES LIEBE MIR

*In einem Moment der Ruhe und Ungestörtheit setzen Sie
sich bequem hin, achten aber bitte darauf, dass Ihre
Wirbelsäule aufrecht ist, damit die Energie ungehindert
durch Ihren Körper fließen kann. Machen Sie Ihren Nacken
lang, indem Sie das Kinn ein wenig absenken. Entspannen
Sie Kiefer, Schultern und Arme, und signalisieren Sie sich
durch drei tiefe Atemzüge in den Bauch, dass Sie innerlich
bereit für die Übung sind.*

*Holen Sie sich nun vor Ihr geistiges Auge ein Objekt Ihrer
bedingungslosen Liebe aus Ihrer Kindheit. Das kann ein
Haustier gewesen sein, mit dem Sie aufgewachsen sind, oder
eine Puppe, ein Kuscheltier, es kann aber auch eine Person
aus dem Umfeld gewesen sein, zu der Sie eine innige
ungetrübte Verbindung hatten – vielleicht das Au-pair-
Mädchen, die Kindergärtnerin, Oma oder Opa, eine
Großtante. Lassen Sie sich von Ihrem höheren Selbst führen,
es weiß sehr genau, wen oder was Sie als Kind – außer den
Eltern – geliebt haben.*
*Lassen Sie die Person oder das Objekt genau vor Ihren
inneren Augen entstehen, und spüren Sie noch einmal voll
und ganz die kindliche, bedingungslose Liebe. Nach einer
Weile ziehen Sie den Menschen oder das Objekt zu sich
heran und lassen es in Ihrem Herzen Platz nehmen. Achten
Sie darauf, dass während der Aktion das Gefühl der Liebe
aufrechterhalten bleibt.*

*Wenn der Mensch oder das Objekt in Ihrem Herzen
verankert ist, erlauben Sie ihm zu schmelzen und sich
aufzulösen, sodass nur noch das Gefühl der Liebe übrig
bleibt. Diese bedingungslose Liebe gehört nun voll und ganz
Ihnen selbst. Mit der gleichen Intensität, mit der Sie Ihre
Liebe nach außen geschenkt haben, beschenken Sie nun sich
selbst. Baden Sie so lange wie möglich in Ihrer eigenen
Herzensliebe, tanken Sie Körper, Geist und Seele damit auf.
Wenn Sie der Meinung sind, genug Eigenliebe genossen zu
haben, können Sie entweder mit einem tiefen Atemzug in
Ihren Körper und in das Alltagsbewusstsein zurückkehren.
Haben Sie die Übung zusammen mit Ihrem Liebespartner
oder Ihrer Liebespartnerin gemacht, können Sie sich die
Person in einem nächsten inneren Bild gegenübersetzen und
einen Liebesstrahl aus Ihrem Herzen direkt in ihr Herz
schicken. Danach kommen Sie wieder mit einem tiefen
Atemzug zurück.*
*Es liegt in der Natur der Liebe, dass sie wachsen und sich
verströmen möchte. Das werden Sie spüren, wenn Sie die
Übung aus ganzem Herzen gemacht haben. In dieser
Stimmung ist alles richtig, worauf Sie spontan Lust haben.*

Sich selbst liebend lieben

Es ist auch ein Akt der Selbstliebe, sich selbst sexuell zu lieben.
So wie wir unseren Körper pflegen, ernähren und ihn bewegen,
sollten wir ihm auch Lust schenken. Und dabei ist es unerheb-

lich, ob wir einen Partner haben oder nicht. Ich erinnere mich an eine Reportage aus den 80er-Jahren, als eine Autorin über einen Masturbationskurs in New York berichtete. Die Teilnehmerinnen wurden dabei angeleitet, sich aus einer Gurke einen Penis zu schnitzen, den sie sich im weiteren Verlauf einführen sollten. »Mit der Gurke auf den Gipfel« lautete die Überschrift des Artikels, sie erzeugte damals große Aufmerksamkeit.

Heute kräht kein Hahn mehr danach, wenn eine Frau über ihre Masturbationserfahrungen schreibt. Auch noch so detailversessene Beschreibungen wie die einer Charlotte Roche in *Feuchtgebiete* bescheren nur noch eine kurze Aufmerksamkeitsspanne in den Medien. Schaut man aber einmal genauer hin und spricht mit den Menschen, zeigt sich oft eine andere Realität. Nach wie vor gibt es sehr viele Frauen, die sich nicht selbst befriedigen können, weil sie keinen Zugang zu ihrem Körper haben. Einige von ihnen haben sich noch nie selbst berührt, viele haben sich selbst noch nie angeschaut und wissen nicht, wie ihre weiblichen Geschlechtsorgane aussehen. Einer der häufigsten Gründe für eine verklemmte, verschämte Sexualität: Die Frauen mögen ihren Körper nicht.

Eines der obersten Gebote der Selbstliebe ist, sich in seiner gesamten körperlichen Erscheinung anzunehmen. Menschen, die sich lieben, können sich im Spiegel betrachten, ohne dabei verlegen zu werden, sie können sich loben und im Spiegel wohlwollend zulächeln. Haben Sie das schon einmal probiert? Können Sie sich zu jeder beliebigen Zeit im Spiegel betrachten und sich gut dabei fühlen? Wenn Sie Zweifel haben, könnte Ihnen die folgende Spiegelübung weiterhelfen. Sie ist ein gutes Lernfeld in Sachen Selbstliebe. Entscheiden Sie sich bei Ihrer Spiegelübung, dieses Spiel der Selbstablehnung zu beenden und Ihren Körper als Geschenk zu betrachten.

DER SPIEGEL DER WAHRHEIT

Stellen Sie sich jeden Tag einmal, entweder morgens direkt nach dem Aufstehen oder abends vor dem Zubettgehen nackt vor den Spiegel. Kein Schmuck, kein Make-up, kein kaschierendes Badetuch um die Hüften. Sie sollen völlig »unretuschiert« vor sich stehen und Ihre Wahrheit anerkennen.

Schauen Sie zuerst Ihr Gesicht an. Betrachten Sie Nase, Kinn und Mund, und schauen Sie sich in die Augen. Was immer Ihnen in den Sinn kommt, lassen Sie es im Raum stehen, und sagen Sie einige Male hintereinander zu sich: » Ich liebe mich so, wie ich bin.« Können Sie das mit überzeugtem Ton in der Stimme sagen?

Wenden Sie sich nun mit weichem, liebevollem Blick Ihrem Körper zu, und nicken Sie nacheinander allen Körperteilen zu, indem Sie sie ansprechen und anerkennen. Beginnen Sie mit den Körperteilen, die Sie in Ordnung finden, und sagen Sie es ihnen in Ihren Worten. Wenn Sie alle Teile und Aspekte, die Sie mögen, anerkannt und gewürdigt haben, betrachten Sie nun die weniger geliebten Stellen mit liebenden Augen. Sagen Sie: » Egal, welche Schwachstellen ich an mir wahrnehme, ich akzeptiere mich vorbehaltlos.« Machen Sie sich bewusst, dass der Begriff »Akzeptanz« nicht unbedingt meint, dass Sie sich nicht vorstellen können, etwas zu verändern, sondern dass Sie bereit sind, Ihrer augenblicklichen Körperrealität ins Auge zu blicken, und sie annehmen können, wie sie ist. Sagen Sie sich in diesem Sinne: »Alle Körperteile von mir, die geliebten und die weniger geliebten – das bin ich, so wie ich hier stehe.« Beobachten Sie, was sich an Ihnen verändert, wenn Sie diesen Satz sagen. Können Sie Ihrer eigenen Wahrheit standhalten, oder würden Sie am liebsten weglaufen? Möchten Sie wegschauen? Finden Sie die Übung plötzlich dumm oder zu blöde?

Atmen Sie ein paarmal in den Bauch, und spüren Sie in sich hinein. Ist es Ihnen vielleicht sogar angenehm, sich akzeptieren zu können, wie Sie sind? Fühlen Sie sich weniger angespannt? Löst sich etwas? Wiederholen Sie Ihr Selbstgespräch mit Ihren eigenen Worten sinngemäß so: »Ja, so bin ich nun mal. Ich akzeptiere die Wirklichkeit. Das bin ich hier und heute.«

Am ersten Tag Ihrer Spiegelübung wird es Ihnen sehr wahrscheinlich am schwersten fallen, sich anzunehmen, ohne etwas schönzureden oder zu verdrängen, aber mit der Zeit wird es leichter gehen. Nehmen Sie sich vor, sich zwei Wochen lang Tag für Tag einmal Ihrer persönlichen Realität zu stellen. Ich rate Ihnen, sich Notizen zu machen, um Ihre Fortschritte aufzuzeichnen. Vor allem bei den ungeliebten oder abgelehnten Bereichen Ihres Körpers sollten Sie aufmerksam verfolgen, ob sich an Ihrer ablehnenden Haltung etwas verändert. Schulen Sie Ihre Selbstbeobachtung, und

üben Sie in Ihrem Tempo, aber geben Sie nicht auf.
Dies ist eine der wichtigsten Übungen in Selbstliebe – und
Selbstliebe ist die wichtigste Voraussetzung, um Ihren
Körper als Tempel der Sinnlichkeit genießen zu können.
Mit der Zeit können Sie Ihre Selbstgespräche ein wenig
abwandeln und sich bestätigen, dass Ihr Körper Ihnen von
der Schöpfung gegeben wurde, um in ihm Erfahrungen zu
machen. Vielleicht inspiriert die Übung Sie, etwas an Ihrem
göttlichen Körper zu verbessern – sich besser zu ernähren,
mehr zu bewegen, zu pflegen. Selbstliebe ist ein Prozess.
Lassen Sie sich führen.
Wichtig ist, dass Sie am Schluss der Übung Ihren Körper
mit dem gleichen weichen, liebevollen Blick nochmals
betrachten. Er ist alles, was Sie haben. Danken Sie ihm, dass
Sie in ihm leben dürfen. Danken Sie ihm, dass Sie durch ihn
lernen dürfen, sich selbst zu lieben und sich durch ihn zu
verwirklichen. Zum Abschluss Ihrer Spiegelübung lächeln
Sie sich an und sagen zu sich: »Ich liebe mich, wie ich bin.«
Das Paradies, das wir suchen, ist kein Ort, den es zu finden
gilt, es ist ein Lebensgefühl. Sie können es entwickeln. Ihr
Körper ist Ihnen dafür geschenkt worden.

Heute liebe ich meinen Taillenspeck

Wie viele Frauen jenseits der Lebensmitte habe auch ich die Erfahrung gemacht, dass ich meinen Körper umso mehr lieben konnte, je älter ich wurde. Als Teenager war ich wie besessen von der Idee, die Körpermaße eines Models zu erreichen. Ich wog mich täglich, hungerte heimlich und maß jeden Morgen meine Taille, weil mein ganzes Sehnen, mein ganzer Lebensinhalt darin bestand, einen Taillenumfang von 60 Zentimetern zu erreichen. Doch so sehr ich den Bauch einzog, ich war immer ein, zwei Zentimeter zu »dick«, und das war die Quelle meines Unglücks. Mitte 20 hatte ich zwar aufgegeben, wie ein Model aussehen zu wollen, aber mein Selbstbewusstsein war entscheidend von der Anerkennung anderer abhängig. Nach landläufiger Meinung war ich zwar eine hübsche junge Frau, aber das strahlte ich nur an Tagen aus, an denen ich Komplimente bekam oder bewundernde Blicke erntete. Erntete ich Kritik, fühlte ich mich wie Sack und Asche. Es hat ziemlich lange gedauert, bis ich mich ernsthaft mit meinem Innenleben auseinandersetzte. Doch irgendwann fing es an. Und dann veränderte sich sehr schnell sehr viel in meinem Leben.

Mit wachsender Selbstliebe begann ich, die alten Körperideale über Bord zu werden und mich schön zu finden. Und tatsächlich wurde ich immer schöner. Ich blühte äußerlich geradezu auf, und zeitgleich begann die sexuell aufregendste Phase meines Lebens. Ich hatte einen neuen Liebhaber, entdeckte eine neue Sinnlichkeit, hatte einen anderen Liebhaber und entdeckte eine andere Sinnlichkeit. Meine Selbstheilung begann, als ich beschloss, nicht mehr nach links und rechts zu schauen, keine Meister, keine Gurus mehr zu besuchen, sondern die Wahrheit in mir selbst zu finden. Heute ist mein Leben geheilt, ich bin meine eigene Meisterin. Ich danke dem lieben Gott jeden Tag für meinen gesunden Körper, lächle wertschätzend meinem Spiegelbild zu, schaue mir in die Augen, ohne dabei verlegen zu werden, streiche mit den Fingern über Falten und Furchen und kneife mir aufmunternd in die Bauchröllchen um Hüfte und Taille.

Ich weiß nicht, ob Sie das folgende Gedicht von Charlie Chaplin schon einmal gelesen haben. Er hat es an seinem 70. Geburtstag geschrieben, und seither geht es um die Welt als eines der schönsten Gedichte zum Thema Selbstliebe. Auch wenn Sie es schon kennen – vielleicht haben Sie Lust, es noch einmal zu lesen. Jedes Mal wirkt es anders, tiefer, intensiver. Möge es in Ihnen die Wirkung entfalten, die für Sie in diesem Moment richtig ist:

Als ich mich selbst zu lieben begann

Als ich mich wirklich
selbst zu lieben begann,
konnte ich erkennen,
dass emotionaler Schmerz und Leid
nur Warnung für mich sind,
gegen meine eigene Wahrheit zu leben.
Heute weiß ich, das nennt man
»authentisch sein«.

Als ich mich wirklich
selbst zu lieben begann,
habe ich verstanden,
wie sehr es jemanden beschämt,

ihm meine Wünsche aufzuzwingen,
obwohl ich wusste, dass weder die Zeit reif
noch der Mensch dazu bereit war,
auch wenn ich selbst dieser Mensch war.
Heute weiß ich, das nennt man
»Selbstachtung«.

Als ich mich wirklich
selbst zu lieben begann,
habe ich aufgehört,
mich nach einem anderen Leben zu sehnen,
und konnte sehen, dass alles um mich herum
eine Aufforderung zum Wachsen war.
Heute weiß ich, das nennt man
»Reife«.

Als ich mich wirklich
selbst zu lieben begann,
habe ich verstanden,
dass ich immer und bei jeder Gelegenheit
zur richtigen Zeit am richtigen Ort bin
und dass alles, was geschieht, richtig ist.
Von da an konnte ich ruhig sein.
Heute weiß ich, das nennt sich
»Selbstachtung«.

Als ich mich wirklich
selbst zu lieben begann,
habe ich aufgehört,

mich meiner freien Zeit zu berauben,
und ich habe aufgehört,
weitere grandiose Projekte
für die Zukunft zu entwerfen.
Heute mache ich nur das,
was mir Spaß und Freude bereitet,
was ich liebe
und was mein Herz zum Lachen bringt,
auf meine eigene Art und Weise
und in meinem Tempo.
Heute weiß ich, das nennt man »Ehrlichkeit«.

Als ich mich wirklich
selbst zu lieben begann,
habe ich mich von allem befreit,
was nicht gesund für mich war,
von Speisen, Menschen, Dingen, Situationen
und von allem, das mich immer wieder hinunterzog,
weg von mir selbst.
Anfangs nannte ich das gesunden Egoismus,
aber heute weiß ich, das ist »Selbstliebe«.

Als ich mich wirklich
selbst zu lieben begann,
habe ich aufgehört,
immer recht haben zu wollen,
so habe ich mich weniger geirrt.
Heute habe ich erkannt,
das nennt man »einfach sein.«

*Als ich mich wirklich
selbst zu lieben begann,
da erkannte ich,
dass mich mein Denken
armselig und krank machen kann.
Als ich jedoch meine Herzenskräfte anforderte,
bekam der Verstand einen wichtigen Partner.
Diese Verbindung nenne ich heute
»Herzensweisheit«.*

*Wir brauchen uns nicht weiter
vor Auseinandersetzungen,
Konflikten und Problemen
mit uns selbst und anderen fürchten,
denn sogar Sterne knallen
manchmal aneinander,
und es entstehen neue Welten.
Heute weiß ich, das ist das Leben!*

Charlie Chaplin

Gesundgekuschelt

Je mehr Zugang wir zu unserem Inneren haben, je besser wir uns spüren, desto stärker entwickeln sich unser Körpergefühl und unsere Selbstgewissheit. Ich habe vor nicht allzu langer Zeit ein Interview mit einem Tastsinn-Forscher geführt, der an seinem Lehrinstitut für Haptik an der Uni Leipzig den fünften Sinn erforscht. Dr. Martin Grunwald, so heißt der Mann, hat es sich zur Aufgabe gemacht, die Komplexität des Tastsinns zu ergründen, der nach seiner Auffassung eine äußere und eine innere Dimension hat. Der Tastsinn beschränkt sich also nicht nur auf das Berühren und Berührtwerden über Hände und Haut, sondern hat auch eine innere Entsprechung, den Körpersinn. Er umfasst das Zusammenspiel von Muskeln, Sehnen und Gelenken und die damit verbundenen Empfindungen. Der fünfte Sinn lenkt unsere Körpersignale, unsere Instinkte, schenkt uns Vertrauen in die Welt, steuert unser Selbstbewusstsein und ist ganz direkt mit dem zentralen Nervensystem verbunden. Damit dieses hochkomplizierte Zusammenspiel von Bewegung, Motorik und Nerven funktioniert, ist unser gesamter Bewegungsapparat von einem Netz von Millionen von Sinneszellen, den sogenannten Propriorezeptoren, durchzogen. Sie informieren unser Gehirn unablässig über die Stellung und Spannung der einzelnen Gelenke, Muskeln und Körperteile und geben uns durch Empfindungen oder Körpersignale entsprechende Rückmeldung, ob alles in Ordnung mit uns ist. Besonders interessant fand ich Dr. Grunwalds Erkenntnis, dass der Berührungssinn und der Bewegungssinn nicht getrennt voneinander existieren. Mit anderen Worten: Jede Berührung bewegt, und jede Bewegung berührt.

Das Zusammenspiel von Berührung und Bewegung ist essenziell, es dient der Selbsterhaltung. Nicht umsonst sind alle lebenswichtigen Funktionen wie Ernähren, Erhalten, Schützen und die Reproduktion ohne Bewegung und Berührung nicht möglich. Ohne diese beiden ist der Mensch kaum in der Lage, sich zu spüren, sagt Dr. Grunwald. Die Sinne beginnen mit der Zeit regelrecht abzustumpfen, und wir verlieren mit der Zeit sogar die Fähigkeit, unsere körperlichen Bedürfnisse wahrzunehmen, Hunger, Durst, Müdigkeit und Lust auf Sex. Am Ende merken wir nicht mehr, was wir brauchen. Die Verbindung zwischen Körper und Seele ist gestört. Die Folge ist, dass wir genau die Psychoprobleme bekommen, die zurzeit in unserer Gesellschaft so massiv zunehmen: Essstörungen, Schlafstörungen, Depressionen, Burnout – und Sexualstörungen jedweder Art, von Libidomangel über Empfindungslosigkeit bis hin zur Anorgasmie.

Menschen, die sich nicht viel bewegen und die wenig berührt werden – und mir fallen hier eine Menge Singles ein, die einen Großteil ihres Lebens vorm Computer verbringen –, laufen also tatsächlich Gefahr, innerlich zu verarmen. Sollten Sie sich angesprochen fühlen, brauchen Sie vielleicht wirklich mehr Bewegung und Berührung. Laufen, tanzen, schwitzen, dampfen Sie. Kommen Sie heraus aus dem Kokon der Coolness, und nehmen Sie den Freund oder die Freundin mal wieder in den Arm, rücken Sie beim Sitzen in der Kneipe zusammen. Viele von uns rücken automatisch weg, wenn man ihnen zu nahe kommt. Aber das ist nicht immer gesund. Wer zu wenig berührt wird, den berührt irgendwann auch nichts mehr. Das Gefühl der Leere, des seelischen Verkümmerns und der Gefühllosigkeit, das sehr viele allein lebende Menschen beklagen, entsteht durch einen Mangel an Körperkontakt. Leider ist es uns nicht möglich, als Single das Berührungsdefizit aus eigener Kraft zu kompensieren. Die eigene Haut zu streicheln sei eine Zeit lang ganz in Ordnung, sagt Dr. Grunwald, aber letztlich fehle dabei die soziale Berührung, also die Kommunikation zwischen Körpern. Rein physiologisch ist unser Körper darauf angewiesen, Bestätigung durch einen anderen Körper zu erfahren. Und diesen Satz fand ich besonders interessant: »Um uns selbst lieben zu können, müssen wir angefasst werden.«

Was also tun, wenn es in unserem Leben keinen gibt, der uns anfasst? Eine Single-Freundin von mir geht regelmäßig zum Shiatsu. »Ich brauche das, um mich lebendig zu fühlen«, sagt sie und bestätigt damit exakt die Ergebnisse der Sinnesforschung. Wer ohne Körperkontakt auskommen muss, sollte sich um seiner Selbstliebe willen unbedingt Berührungs-Sessions organisieren, egal wie. Massagen, Tanzstunden, Streicheleinheiten von der Freundin, Umarmungen, Kuscheln mit der Katze – wenn ich Dr. Grunwald richtig interpretiere, ist jedes Mittel recht, das uns aus der Isolation der Unberührtheit herausholt. Kein Wellnessgerät kann uns so nachhaltig entspannen wie Hautkontakt. Und so wundert es kaum, dass sich in einigen Großstädten sogenannte Kuschelkurse etabliert haben. Warum nicht mal hingehen und so etwas ausprobieren? Bei diesen Abenden treffen sich wildfremde Menschen, um sich gegenseitig zu streicheln und Körperkontakt zu genießen. Ganz harmlos und ungefährlich, schön unter Aufsicht und ohne sexuelle Absichten.

Die Berliner Kuscheltrainerin Rosemarie Doebner zum Beispiel achtet streng darauf, dass in ihren Kursen, die sie unter www.die-kuschelparty.de anbietet, keine zweideutigen Situationen entstehen. Deshalb legt sie die Kuschelregeln vorher fest: Küsse und Berührungen an erotischen Stellen sind tabu. Wer sich nicht daran hält, fliegt raus. Um sicherzugehen, dass alle in der richtigen Stimmung sind, macht sie mit den Teilnehmern zuerst eine halbe Stunde lang Entspannungsübungen. Im Anschluss darf dann nach Herzenslust gekuschelt werden. Fast alle Teilnehmer ihrer Kuschelabende leben allein und vermissen Zärtlichkeit, sagt Rosemarie Doebner. Kuscheln, sagt sie, rege den Körper an, Glückshormone auszuschütten und Stresshormone abzubauen. Wenn die Menschen nach einem Kuschelabend nach Hause gingen, seien sie tiefenentspannt.

Achtsam lieben heißt intensiv lieben – nicht heilig

Liebe Leserin, lieber Leser, wie Sie sicher schon gemerkt haben, ist ohne spirituelle Basics keine spirituelle Liebespraxis möglich. Mir ist es unendlich wichtig, Ihnen bewusst zu machen, dass Sex zwar zu guten Teilen im Kopf stattfindet, sexuelle Heilung aber ganz woanders. Sie ist sozusagen eine Koproduktion von Herz und Seele, und der Körper ist das Vollzugsorgan. Wenn Sie also finden, dass bei Ihrem Liebesgeschehen zu wenig Liebe geschieht, dann haben Sie in den Abschnitten über Verbundenheit und Selbstliebe bereits viele Anregungen bekommen und können die entsprechenden Übungen machen. Echte Heilungen entstehen ausschließlich aus einer geheilten Sicht auf das Leben, aus der Rückverbindung zur Seele und zum Herzen. Und damit wären wir beim nächsten großen Meilenstein auf dem Weg zu heilem Sex: Achtsamkeit.

Obwohl das Wort ein wenig spröde klingt, wird es heute

sehr häufig benutzt. Es gilt als politisch korrekt, achtsam mit Menschen umzugehen, mit der Natur, mit der Umwelt. Wir werden angehalten, uns achtsam zu ernähren, achtsam mit unseren Lebensmitteln umzugehen, den Müll zu trennen – und jetzt auch noch das: achtsam im Bett. Ja, wie soll das denn gehen, höre ich Sie rufen. Wo bleibt denn da die Leidenschaft, wenn man beim Sex nicht mehr richtig zupacken darf. Nur die Ruhe! Das sind nichts als Vorurteile.

Achtsamer Sex hat ganz und gar nichts mit Betulichkeit oder Heiligkeit zu tun – oder finden Sie etwas Schlimmes daran, wenn es beim Liebemachen intensiver und inniger wird? Achtsam ist ein Mensch, der alles im Leben anerkennt, wie es ist, ohne es zu bewerten. Auch die zuvor besprochene Selbstliebe ist nichts anderes als praktizierte Achtsamkeit. So wie wir bei der Spiegelübung unseren Körper als gegebene Realität annehmen, verhalten wir uns auch allen anderen Phänomenen gegenüber. Wir hören auf, unsere Körper mit anderen zu vergleichen, auf die Frau des Nachbarn zu schielen oder am Bauch des Partners herumzunörgeln. Es ist, wie es ist. Das bedeutet nicht, dass man es nicht ändern oder besser machen darf, aber vor jeder Verbesserung steht die Anerkennung dessen, was ist. Ähnlich wie beim Verzeihen und beim In-Liebe-Loslassen würdigen wir zuerst, was ist. Danach kann sich alles zu seinem Besten weiterentwickeln.

Der zweite Aspekt der Achtsamkeit ist das Jetzt-Bewusstsein. Man bemüht sich, so oft wie möglich im Augenblick zu sein, ohne Gedanken an die Vergangenheit oder an die Zukunft zu verschwenden. Man handelt und reagiert aus der gegenwärtigen Situation heraus. Auch hier geht es also wieder um erhöhte Bewusstheit. Wenn wir es schaffen, unsere gesamte Aufmerksamkeit auf das zu richten, was wir gerade tun, bekommt das Tun mehr Energie, auch der gegenwärtig Handelnde bekommt mehr Präsenz.

Ich veranstalte seit vielen Jahren Achtsamkeitskurse und -meditationen und bin immer wieder erstaunt, wie schnell sich unter den Teilnehmern eine ansteckende, wohltuende heitere Gelassenheit einstellt. Plötzlich wird den Leuten klar, wie unnötig es ist, sich Angst und Sorgen um etwas zu machen, das noch gar nicht eingetreten ist. Sollte das Schlimme, was wir uns ausmalen, wirklich eintreten, was ganz selten der Fall ist, wäre erst dann die Zeit zum Handeln gekommen und nicht im Vorfeld. Ähnlich verhält es sich mit der Vergangenheit. Schlechte Gefühle entstehen, weil in der Vergangenheit etwas geschehen ist, das wir nicht mehr ändern können. »Alles brainfuck«, pflegte einer meiner Yogalehrer zu sagen, wenn er erklärte, warum Sorgen, Ängste und Schuldgefühle nur die Auswüchse des Ego sind und uns davon abhalten, im Hier und Jetzt zu leben. Vergangenheit und Zukunft sind Erfindungen des Verstands, sagt die Achtsamkeit. Wer sich ganz dem Augenblick hingibt, lebt aus der Fülle des Herzens. Wollen wir das nicht gerade wieder lernen? Ein achtsamer Mensch übernimmt volle Verantwortung für das, was er gerade tut. Er verrichtet es mit Liebe und Sorgfalt, richtet seine Aufmerksamkeit bewusst auf das, was gerade geschieht. Er registriert, ist wach, bei Sinnen, nimmt alles wahr, seine eigenen Gefühle, Empfindungen und Körpersignale ebenso wie die Gefühle seines Gegenüber. Je bewusster er in der Gegenwart ist, desto mehr Kraft und Glanz bekommt das Leben. Und nun übertragen Sie das Ganze bitte auf den Liebesakt.

Dass wir beim Thema Achtsamkeit das Bild meditierender

buddhistischer Mönche vor Augen haben und nicht das eines sich liebenden Paares, hängt mit der Herkunft des Begriffs zusammen. Achtsamkeitsübungen gibt es zwar in allen Religionen der Welt (die Christen nennen sie Exerzitien), die bei uns geläufige Form kommt aber aus den buddhistisch geprägten Ländern.

Stellen Sie sich einmal vor, wie es sich anfühlen würde, wenn jemand Ihren Körper sehr bewusst, mit voller Aufmerksamkeit, liebevoll, ohne Wertung und voller Respekt erst streicheln, dann massieren und zum Schluss sexuell lieben würde. Nicht schlecht, oder? Und das wäre erst Stufe eins eines achtsamen Liebesakts. Menschen, die sich lieben, praktizieren beim Sex ganz automatisch diese Stufe eins. Achtsamkeit ist aber noch steigerungsfähig, bis ins Unendliche hinein sogar. Um der ganzen Wahrheit die Ehre zu geben: Sie ist das Heilwerkzeug schlechthin für den Sex, nach dem wir uns sehnen. Ich wette, Sie haben dieses Buch gekauft, um achtsamen Sex in seiner höchsten Vollendung kennenzulernen. Vielleicht wissen Sie es schon, aber ich sage es jetzt noch einmal ausdrücklich: Alles, was Sie auf den letzten Seiten gelesen haben, von Verbundenheit über Sinneswahrnehmung bis hin zur Selbstliebe, ist Voraussetzung, um höhere Stufen der Achtsamkeit zu erklimmen, im Leben – und beim Sex. Ohne feste Vorstellungen ganz und gar vorurteilsfrei auf einen Menschen zugehen. Ihn liebevoll annehmen, wie er ist. Entspannt und vertrauensvoll abwarten, was sich entwickelt. Sich freudig und leichten Herzens in den Fluss erotischer Erregung werfen. So kann spielerischer Sex beginnen. Oder leidenschaftlich ekstatischer Sex. Oder beides zusammen. Oder etwas ganz anderes.

Ich erinnere mich dabei an einen Abend mit einem Mann, der unbedingt mein Liebhaber werden wollte, es aber leider nicht schaffte, weil er es zu dringend wollte. Er hatte mir den Flug zu seinem Wohnort spendiert, mich vom Flughafen abgeholt, mich zum Essen ausgeführt. Das Wohnzimmer war geschmückt, der Champagner kühl und die Musik sehr angenehm. Ein perfektes Ambiente eigentlich, um sich näher zu kommen – bis auf die Tatsache, dass die entspannte Absichtslosigkeit fehlte, die uns erlaubt hätte, auch nur einen Hauch von Erotik entstehen zu lassen. Das Ziel der Inszenierung war so überdeutlich spürbar und die Situation so angespannt, dass mich die Annäherungsversuche irgendwann nur noch nervten und ich mir ziemlich bald ein Taxi bestellte, um mich in ein Hotel bringen zu lassen. Der Typ hätte mir eigentlich gefallen, aber er war für meinen Geschmack nicht achtsam genug.

Wenn Sie es bei Ihren Auserwählten besser anstellen möchten als dieser Mann, und auch um Sie in das Thema einzustimmen, möchte ich Ihnen hier eine Übung vorschlagen. Sie können sie allein oder zusammen mit Ihrem Liebespartner oder Ihrer Liebespartnerin machen, ganz wie es Ihnen gefällt.

EIN ABSICHTSLOSER ABEND

Nehmen Sie sich einen Abend für die Achtsamkeit frei, zu Hause in Ihren eigenen vier Wänden. Richten Sie einen Raum dafür her, schmücken Sie ihn so, wie es Ihnen am besten gefällt. Schön romantisch mit Blumen, Kerzen, sinnlichen Düften, schönen Kissen, weichen Teppichen und samtigen Decken – oder ganz modern und cool mit einem einladenden Platz vorm lodernden Kamin. Sie sollen sich wohlfühlen. Musik gehört auf jeden Fall dazu. Machen Sie auch sich selbst schön für den Abend. Ziehen Sie etwas Hübsches an, und vergessen Sie nicht, neben Fernseher und Computer auch Handy und Smartphone auszuschalten. Wenn Sie den Abend zu zweit genießen werden, finden Sie sich zu einem bestimmten Zeitpunkt in Ihrem Raum ein, und freuen Sie sich darüber, endlich einmal Zeit füreinander zu haben. Wenn Sie allein sind, freuen Sie sich, Zeit für sich selbst zu haben. Es ist nichts geplant. Gar nichts. Entspannen Sie sich, atmen Sie bewusst. Ihr Atem holt Sie immer wieder aus den Gedanken heraus zurück in die Gegenwart. Nichts muss, alles kann. Beginnen Sie mit »nichts muss«. Vielleicht haben Sie Lust auf einen Drink? Nur zu. Entspannen Sie sich wieder. Beobachten Sie, was in Ihnen vorgeht, wenn nichts geschehen muss. Werden Sie nervös? Unsicher? Verlegen? So etwas haben Sie vielleicht noch nie erlebt. Eben drum. Entspannen Sie sich. Atmen Sie in den Bauch, und richten Sie Ihre Aufmerksamkeit auf den Atem. Bewerten Sie Ihre Unsicherheit nicht, nehmen Sie sie einfach nur zur Kenntnis, so kommen Sie am schnellsten darüber hinweg. Nichts soll Sie davon ablenken, den Moment zu erleben, wie er ist. Viele Menschen beginnen einzuschlafen, wenn sie entspannt sind und nichts geschieht. Vollkommen in Ordnung. Wenn Ihr Partner oder Ihre Partnerin schläft und Sie hellwach sind, entspannen Sie sich *in die Situation hinein. Atmen Sie durch. Vielleicht haben Sie Lust zu tanzen oder Ihrem Gegenüber die Füße zu massieren, bis er oder sie davon aufwacht. Spielen Sie mit dem Moment, tun Sie, was Ihnen einfällt. Es kann etwas Erotisches sein, muss aber nicht. Wichtig ist, dass Sie sich zwischendurch immer wieder entspannen, wenn ungute Gefühle wie Langeweile, Verdruss oder Ärger aufkommen, weil etwas nicht läuft, wie Sie es sich vorgestellt haben. Wie war das noch? Sie wollten sich ja nichts vorstellen, alles sollte sich aus dem Augenblick heraus entwickeln, spielerisch und kreativ.*

Möchten Sie malen, etwas aufschreiben, ein Musikinstrument hervorholen oder Ihren Partner, Ihre Partnerin streicheln? Sprechen Sie es aus, vielleicht ergibt sich daraus etwas, was Sie beide mögen. Aber reden Sie nicht allzu viel, plappern Sie vor allem nichts Belangloses, nur um Schweigeminuten zu überwinden. Wenn Sie über etwas Wichtiges reden möchten, das jetzt in Ihnen hochkommt und herausmöchte, tun Sie es, aber bitte in der Ich-Form und ohne Vorwurfshaltung. Wählen Sie Ihre Worte, und seien Sie wahrhaftig. Hören Sie aufmerksam zu, wenn der oder die andere etwas sagt.

Entspannen Sie sich zwischendurch immer wieder, wenn Sie spüren, dass eine unangenehme Stimmung aufkommt. Sagen Sie zu sich selbst: »Alles ist gut, wie es ist«, und spüren Sie dem Gefühl in sich nach. Das Loslassen und Lockerlassen aktiviert Ihre intuitive und gefühlsbetonte Seite. Es gibt

Menschen, die an solchen Abenden zu weinen beginnen.
Das sind dann heilsame Tränen. Es gibt Paare, die den
besten Sex ihres Lebens haben. Es gibt welche, die stunden-
lang nur still beieinanderliegen, und es gibt welche, die Sex
mit sich selbst genießen. Er ist, wie er ist, Ihr achtsamer
Abend.

Wie gefällt Ihnen die Übung? Vielleicht sind Sie auf den Geschmack gekommen und haben Lust, sich solche Quality-Time-
Abende nun öfter zu gönnen. Psychologen raten Paaren ohnehin
dazu, einander mehr Zeit und Aufmerksamkeit zu schenken. In
ihrer Fachsprache heißt das dann »Ehehygiene«. Auch Singles
erleben solche Feste mit sich selbst wie eine meditative innere
Reinigung. Sich liebevoll dem eigenen Körper zuzuwenden und
die eigene Erotik zu erkunden ist ein wundervoller Akt der
Selbstliebe. Falls Sie sich innerlich doch ein bestimmtes Ergebnis von einem solchen Abend erhofft haben und es sich nicht
ergeben hat, können Sie Ihre Frustration darüber als Teil der
Übung betrachten. Fühlen Sie die Frustration, akzeptieren Sie
sie. Sie können ohnehin nichts mehr ändern. Vielleicht nehmen
Sie sich beim nächsten Mal wirklich nichts vor.

Achtsamkeit ist ein weites Feld, das unaufhörlich unser Bewusstsein erweitert und uns hilft, unsere engen Vorstellungen
und die Gedankenmuster aus der Vergangenheit loszuwerden.
Die sind es nämlich, die uns schlecht über Sex denken lassen
und uns den Gedanken, dass Sex unserer Weiterentwicklung
dienen könnte, gar nicht erst erlauben.

Ich möchte Sie einladen, Ihre Meinung über Sexualität einmal gründlich zu überprüfen. Ähnlich wie mangelnde Selbstliebe uns daran hindert, Sexualität als bereicherndes Element in unserem Leben zu erfahren, tun es auch negative Meinungen. Die folgende Übung hilft Ihnen, Ihre im Unterbewusstsein gespeicherten Überzeugungen aufzuspüren und ins Licht des Bewusstseins zu holen. Und da alles, was ans Licht kommt, verwandelt und geheilt werden kann, haben Sie nun die Möglichkeit, Ihre negativen Glaubenssätze aufzulösen. Sollten Sie eine sexuelle Missbrauchserfahrung gemacht haben, möchte ich Sie bitten, diese Übung nicht allein zu machen, sondern nur in Anwesenheit eines Therapeuten. Sie könnten sonst durch die wiederbelebten inneren Bilder eine Retraumatisierung erfahren, die Ihnen ohne die fachliche Unterstützung seelischen Schaden zufügen kann.

LÖSCHEN SIE IHRE NEGATIVEN ÜBERZEUGUNGEN

Nehmen Sie sich genügend Zeit für diese Übung.
Entspannen Sie sich, indem Sie sich hinlegen oder bequem hinsetzen und einige Male tief in den Bauch atmen.
Stimmen Sie sich innerlich darauf ein, dass Sie jetzt nach unbewussten, negativen Glaubenssätzen fahnden werden, die Ihre Einstellung zum Sex prägen.
Wenn Sie bereit sind, nehmen Sie sich ein Blatt Papier und einen Stift. In der Mitte des Papiers ziehen Sie einen Längsstrich von oben nach unten. Über die linke Spalte

schreiben Sie »negative Glaubenssätze«, über die rechte
Spalte notieren Sie als Überschrift »transformierte
Glaubenssätze«.

Nun lassen Sie möglichst entspannt einige sexuelle
Erfahrungen Revue passieren, die Ihnen schmerzlich in
Erinnerung sind. Lassen Sie Bilder und Szenen vor Ihrem
geistigen Auge auftauchen, die sich Ihnen eingeprägt haben,
und versuchen Sie, die dazugehörigen Gefühle und
Empfindungen in Worte zu fassen. Schreiben Sie in der
linken Spalte auf, was Ihnen spontan einfällt, und
formulieren Sie Ihre Gefühle in der Ich-Form und in der
Gegenwartsform. Zum Beispiel: »Ich fühle mich
gedemütigt«, »Ich spüre mich nicht« oder »Ich lasse es über
mich ergehen«. Notieren Sie einige Minuten lang einfach
drauflos, was Ihnen einfällt.

Dann machen Sie eine Pause und nehmen nochmals drei
tiefe Atemzüge, um etwas Distanz zum gerade Erlebten zu
schaffen. Lesen Sie Ihre Sätze nun nochmals durch, und
versuchen Sie, ein Resümee zu finden. Welcher Glaubenssatz
könnte sich als Ergebnis Ihrer schmerzvollen sexuellen
Erlebnisse in Ihrem Unterbewusstsein eingegraben haben?
Schließen Sie die Augen, und probieren Sie im Geiste einige
Sätze durch, bis Sie den Satz gefunden haben, der sich
stimmig anfühlt. Der Satz sollte ebenfalls im Präsens
formuliert sein. Er könnte zum Beispiel heißen: »Beim Sex
liefert man sich aus. Man muss aufpassen, dass man nicht
ausgenutzt wird.«

*Wenn Sie sich nicht sicher sind, probieren Sie so lange
weiter, bis Sie Ihren Glaubenssatz gefunden haben. Sie
spüren es, wenn Sie innerlich spontan »Ja!« dazu sagen
können.*

*Diesen Satz schreiben Sie nun in großen Buchstaben als
Resümee unter Ihre Notizen in der linken Spalte. Lesen Sie
ihn ruhig noch ein paarmal durch, und überlegen Sie, ob er
als gefühltes Ergebnis auf die einzelnen Situationen zutrifft,
an die Sie sich erinnern. Vielleicht kommt Ihnen noch ein
zweiter Glaubenssatz in den Sinn – oder eine dritte Variante.
Schreiben Sie sie ebenfalls in großen Buchstaben auf.*

*Im nächsten Schritt widmen Sie sich nun dem stärksten
Glaubenssatz. Überlegen Sie: Wie kann ich diese Aussage so
ersetzen, dass sie nach wie vor stimmt, sich aber positiv
anfühlt?*

*Um bei dem Beispiel zu bleiben, könnte der neue Satz
heißen: »Beim Sex öffnet man sein inneres Wesen und wird
beschenkt, wenn man sich vertrauensvoll hingeben kann.«
Geben Sie sich erst zufrieden, wenn Sie genau den Satz
gefunden haben, der Ihnen richtig erscheint. Es ist wichtig,
dass Sie ihm innerlich zustimmen können.*

*Schreiben Sie den neuen Glaubenssatz in die rechte Spalte.
Schließen Sie nun die Augen, und gehen Sie nochmals in
eine Situation zurück, in welcher der alte Glaubenssatz
entstanden ist. Lassen Sie in Ihrem Herzen eine weiße
Lichtkugel entstehen, und ziehen Sie die Situation mit der
Person oder den Personen, die daran beteiligt waren, und*

*den Schmerz dort hinein. In diesem weißen Licht können
alle Schattenaspekte schmelzen. Lassen Sie Ihre Liebe in
diese Kugel fließen, und vergeben Sie allen an der Situation
beteiligten Personen, also auch sich selbst. Danach entlassen
Sie alle Beteiligten in ihr eigenes Leben und lösen die
Lichtkugel gedanklich auf.*

*In einem nächsten Schritt bitten Sie nun die Instanz, zu der
Sie regelmäßig oder in dringenden Fällen beten, vielleicht
Gott oder Jesus oder einen Erzengel, das alte Gedanken-
muster und das damit zusammenhängende Gefühlsmuster
zu löschen. Visualisieren Sie dabei ein violettes Licht in
Ihrem dritten Auge.*

*Nachdem Sie Ihre Auflösungsarbeit getan haben, lenken
Sie Ihre Aufmerksamkeit auf den neuen Glaubenssatz.
Sprechen Sie ihn dreimal nacheinander laut aus, und klopfen
Sie dabei leicht mit Zeige-, Mittel- und Ringfinger auf Ihre
Thymusdrüse am Brustbein.*

*Stellen Sie sich als Nächstes eine Liebesszene vor, in der Sie
Ihren neuen Glaubenssatz umsetzen. Nehmen Sie dieses Bild
in Ihr Herz, und ziehen Sie es in eine neue weiße Lichtkugel
hinein. Lassen Sie auch Ihre Liebe in die Kugel einfließen.
Bleiben Sie so lange in dem Bild, bis Sie wirklich fühlen, wie
gut und befreiend sich die Szene anfühlt.*

*Um diesen neuen Satz nun ganz zu verankern, bitten Sie
die Instanz, zu der Sie Ihre Gebete richten, Ihren neuen
Glaubenssatz in Ihrem Stirnchakra zu implantieren.
Visualisieren Sie dabei ein goldenes Licht.*

*Lassen Sie das Bild und Ihren Satz los. Ihr Werk ist getan,
der neue Satz ist nun in Ihnen verankert. Danken Sie Ihren
göttlichen Helfern und dem Licht für ihre Hilfe, und
beenden Sie die Übung in der Gewissheit, einen großen
Schritt zur Heilung Ihrer Sexualität vollbracht zu haben.
Sollten weitere negative Glaubenssätze zum Thema Sex in
Ihnen auftauchen, verfahren Sie mit denen ebenso.*

Ein Lehrbeispiel für den offenen Geist

Für mich ist Achtsamkeit eine der besten geistigen Schulen, die
uns in unserer westlichen Welt zur Verfügung stehen. Immer
wieder bringt sie uns dazu, uns an die eigene Nase zu fassen,
unsere Meinungen zu hinterfragen und tolerant mit uns und mit
anderen Menschen umzugehen. Ich selbst wurde schon so manches Mal an die Grenzen meiner liberalen Gesinnung gestoßen.
Obwohl ich mich für einen unkonventionellen Freigeist halte,
brauchte ich beispielsweise einige Zeit, um die Geschichte einer
Kollegin zu verdauen.

Die Frau, die ich hier einmal Judith nennen möchte, arbeite-
te als Meditationslehrerin und Achtsamkeitscoach. Sie war ein
hochspiritueller Mensch, besaß eine beeindruckende Persönlichkeit, eine enorme Ausstrahlung und genoss viel Bewunde-
rung für ihre Arbeit. Eines Tages eröffnete sie mir im Vertrauen,
dass sie ein Doppelleben führte. Ich fiel aus allen Wolken, weil
ich das bei dieser Frau nie und nimmer erwartet hätte. Sie war
glücklich verheiratet, lebte mit Mann und Kindern in einer idyl-

lischen Kleinstadt. Ein perfektes Leben eigentlich, und nun das:
Sie hatte seit vielen Jahren ein Verhältnis ... mit einer Frau! Diese Frau ging als ihre beste Freundin bei der Familie ein und aus.
Das Modell funktionierte bestens. Gerade weil Judith, eine attraktive, dynamische und selbstbewusste Frau, so selbstverständlich mit der Situation umging, schöpfte niemand Verdacht.
Judith war offensichtlich in der Lage, sowohl mit ihrem Mann
als auch mit ihrer Freundin eine befriedigende Sexualität zu genießen. Die beiden Frauen genossen ihre »Mädelsabende«, regelmäßige gemeinsame Auszeiten und kleine Urlaube, und dann
gab es den traditionellen Familienurlaub und darüber hinaus
Zeiten, die nur für Judith und ihren Mann reserviert waren.
Judiths Ehemann schien darauf zwar nicht allzu großen Wert zu
legen, doch Judith war sehr darauf bedacht, jedem ihrer beiden
Sexpartner die Aufmerksamkeit zukommen zu lassen, die ihm
zustand. Wie es aussah, fühlten sich alle drei Erwachsenen wohl
und die Kinder sowieso. Sie lebten in einer heilen Familie. Judith beteuerte mir glaubhaft, sie könne die bürgerliche Idylle
nur deshalb so gut aushalten, weil sie eben noch etwas anderes
lebte. Nur beides zusammen war für sie machbar.

Für mich war der Fall deswegen eine so besondere Herausforderung, weil Judith achtsam war. In hohem Maße sogar. Sie
liebte ihre Kinder, sie liebte und respektierte ihren Mann und
war darauf bedacht, dass es ihm gut ging, sie genoss ein hohes
gesellschaftliches Ansehen in ihrem kleinen Ort. Die heimliche
Freundin kam offensichtlich ebenfalls mit der Situation zurecht.
Sie fühlte sich als Teil der Familie, kümmerte sich um die Kinder, wenn Not am Mann war. Alles war perfekt geregelt. Judith
musste ihren Mann nicht einmal anlügen, wenn sie ihre »See-

lenfreundin« besuchte, wie sie sie nannte. Sie lebte ihre Wahrheit in aller Konsequenz, es gab keine bessere Lösung als diese.
Hätte sie ihren Mann aufklären sollen? »Ich habe ihm gegenüber nie einen Hehl daraus gemacht, dass wir Herzensfreundin-
nen sind und uns lieben«, sagte sie. »Dass wir auch intim
miteinander sind – wen geht das etwas an außer uns beiden?«
Judith praktizierte auch Selbstliebe, daran konnte kein Zweifel
bestehen. Sie war sich selbst die Nächste, wie es jeder Selbstlie-
be-Lehrer predigt, räumte ihren eigenen Bedürfnissen oberste
Priorität ein und verletzte niemanden mit ihrem Lebensmodell.

Der einzige Preis, den sie zahlte: Ihr Leben war anstrengend.
Sie spürte in ihrem Innern, dass es nicht ewig so weitergehen
konnte. Auch wenn sie nach außen hin souverän mit der Situation umging, lauerte tief in ihr doch die Angst, dass ihr Geheimnis ans Licht kommen könnte. Ihre Welt würde einstürzen wie
ein Kartenhaus. Doch Judith war wie gesagt eine hochspirituel-
le Frau, die ihr Leben nach den Regeln der Liebe ausrichtete. Sie
wusste, dass es für sie keine andere Lösung gab, als zu vertrau-
en. In ihren Meditationen bat sie Gott immer wieder um Hilfe,
die Situation zum Wohle aller Beteiligten zu lösen. Damit hatte
sie den Fall losgelassen und ans Universum übergeben. Irgendwann würde das Leben Zeichen setzen.

Und genauso kam es. Nach 17 Ehejahren verliebte sich Judiths Mann in eine andere Frau und gestand ihr eines Tages,
dass er sich von ihr trennen würde. Er wollte mit seiner neuen
Freundin zusammenziehen. Nun trat eine paradoxe Situation
ein. Judiths Mann zog aus und machte damit den Platz für Judiths Freundin frei. Er war sogar erleichtert, als er hörte, dass
Judiths Freundin, die für die Kinder wie eine zweite Mutter war,

seinen Platz einnehmen würde. Heute leben die beiden Frauen mit den Kindern im Haus der Familie. Sie haben es geschafft, ihr kleines Liebesgeheimnis wie eine Kostbarkeit zu hüten und für sich zu behalten. »Wenn die Kinder größer sind, werden sie es wahrscheinlich einmal mitbekommen, aber dann wird kein Hahn mehr danach krähen«, ist Judith überzeugt. Fürs Erste ist sie nur erleichtert, ihre Geliebte ebenfalls, und der Ex ist es auch. Er ist Judith sogar dankbar, dass sie ihm keine Szene machte und sich um einen guten Kontakt zu seiner neuen Freundin bemüht. »Der Kinder wegen«, sagte Judith lächelnd.

Ist das nicht eine unglaubliche Geschichte? Kein Hass, keine Eifersucht, kein böses Nachspiel. Alles einvernehmlich geregelt und alle Beteiligten glücklich. Judith glaubt heute felsenfest, dass die geistige Welt das so eingefädelt hat. »Meine Gebete haben geholfen«, sagt sie, »ich selbst wäre niemals in der Lage gewesen, das Problem aufzulösen.« Das ist sicher richtig. Ich persönlich bin aber der Ansicht, dass es vor allem Judiths Achtsamkeit war, für die sie belohnt wurde.

Ich meditiere jetzt seit über 20 Jahren und habe mich in dieser Zeit mit sehr vielen Facetten der Achtsamkeit beschäftigt. Für mich besteht kein Zweifel, dass sie der Schlüssel für jede Form von Heilung ist. Sie verbindet uns mit der eigenen Essenz, wodurch sich ein Raum für echte Quantensprünge an innerem Wachstum öffnet. Dankbarkeit und Hingabe, Freude, Liebe, Demut – die göttlichen Tugenden, die im hektischen Alltag so schnell in Vergessenheit geraten, blühen plötzlich wieder auf. Und wie wir an Judiths Beispiel gesehen haben, sind auch vollkommen überraschende Wendungen möglich, wenn wir »nach oben« um Hilfe bitten und vertrauen. Wir selbst wählen in jedem Augenblick, ob wir in der Täter- und Opferrolle verhaftet bleiben oder bewusst Verantwortung für unser Handeln übernehmen. Judith hatte den Mut, ihre eigene Wahrheit über gesellschaftliche Konventionen zu stellen. Sie hat niemandem mit ihrem Verhalten geschadet, und ich bin überzeugt, dass ihr erfülltes Liebesleben ihr eine Menge Energie und Durchhaltevermögen geschenkt hat.

Unsere Seele bietet uns jederzeit Führung. Sobald wir uns mit ihr verbinden, bleibt unser Leben nicht länger auf der vermeintlich realen Ebene feststecken, und es können Wunder geschehen. Wirklich Neues und Überraschendes geschieht immer dann, wenn wir vertrauen und entspannen. Die Grundprinzipien des achtsamen Lebens sind auch die Grundprinzipien der achtsam gelebten Sexualität: nichts wollen, nichts müssen, aber können und dürfen. Heiter, aber nicht überdreht, neugierig, aber nicht besessen von Neugierde, vertrauensvoll, aber nicht vertrauensblind – so könnten wir eigentlich alle jederzeit die Liebe genießen. Und nein, nicht die Umstände, die Gesellschaft, die Politik, der Euro – nichts davon ist schuld, dass dem nicht so ist. Wir sind die Schöpfer unseres Lebens und unserer Sexualität.

Entschleunigter Sex

Ich möchte Sie als Nächstes mit Stufe zwei des achtsamen Sex bekannt machen. Dabei kommen zwei neue Komponenten ins Spiel: die Langsamkeit und das Loslassen vom Orgasmuszwang. Eine vollkommen neue Dimension des Erlebens eröffnet sich damit, und ich höre innerlich auch schon deutliche Erleichterungsseufzer von Ihrer Seite. Deshalb darf ich es hier nochmals mit anderen Worten wiederholen: Die im westlichen Gehirn festgeschraubte Idee, dass guter Sex mit dem gemeinsamen Höhepunkt endet, darf hiermit aus Ihren Köpfen verschwinden. Nichts muss, und das, was darf, soll langsam vor sich gehen. Viel Zeit, eine deutlich heruntergeschraubte Erregung, dafür umso intensivere körperliche Begegnungen, die die Liebe nähren, die Beziehung stärken und tagelang in Körper und Seele nachwirken. Stundenlanger Sex. Zelebrierte Langsamkeit, Sex mit Seele. In bewusster Entspanntheit genossene Augenblicke, in Hingabe an das, was durch die Körper geschieht. Viele verschiedene Facetten dieses großen Themas werden wir auf den nächsten Seiten entblättern und der Liebe dabei Flügel schenken. Letztlich geht es auch beim Sex immer nur um das eine: um die Reise vom Kopf ins Herz.

In den 70er- und 80er-Jahren, als viele von Ihnen geboren wurden, hat der damals geliebte und gehasste, bewunderte und angefeindete spirituelle »Sexguru« Osho eine kleine sexuelle Revolution entfacht. Ich nenne sie deswegen klein, weil sie in einer kleinen Gruppe spiritueller Außenseiter praktiziert wurde und nie die große Masse erreicht hat. Offensichtlich war die Zeit dafür noch nicht reif. Der von der buddhistischen Philosophie geprägte indische Meister inspirierte in seinem Ashram in Poona viele Körpertherapeuten zu neuen Therapieformen, die Energien ins Fließen bringen, Chakren öffnen und den Geist von seinen Konditionierungen befreien sollten. Eines seiner großen Ziele war die Befreiung der Sexualität von ihren verkrusteten Strukturen. Er ließ nichts aus, um die Verklemmtheit seiner vom Christentum geprägten Anhänger aufzulösen und ihnen einen natürlichen Zugang zur Sexualität zu ermöglichen. Ich weiß von einem ehemaligen Freund, dass er über Jahre nur wegen der legendären Gruppensex-Sessions nach Poona gereist ist.

Heute ist das alles kalter Kaffee. Für die Kids der 70er und 80er ist Sex ein Teil des Alltags. Sexpartys kann man bei sich zu Hause feiern, Swingerclubs gibt es überall, auf dem Land und in jeder kleinen und großen Stadt. Nur eines hat das Gros der sexuell Aktiven immer noch nicht: das Wissen um achtsamen Sex, das Osho unter dem großen Begriff des Tantra seinen Körpertherapeuten in den Westen mitgab. Über 30 Jahre fristete die Lehre vom achtsamen Sex ein Nischendasein. Einzelne Tantraschulen machten zwar auf, einigen wenigen Tantralehrern gelang es, mit den Kursen ihren Lebensunterhalt zu verdienen, aber es blieb eine Minderheit, die diesen Weg beschritt. In den 90ern und nach der Jahrtausendwende schien die Tantrawelle ganz zu versiegen. Die Pornos kamen ins Internet und verseuchten die Gehirne der nachwachsenden Generation. Von heiligem oder von Sünde befreitem Sex wollte niemand etwas wissen. Ich erinnere mich noch gut an eine Diskussion, die ich vor wenigen Jahren mit Kolleginnen aus meiner Redaktion hatte. »Tantra? Das ist doch voll 80er«, ließ man mich wissen, »Der ganze Körper ein Orgasmus, wer will denn so was lesen?!« Ich kam mir ziemlich altmodisch mit meinem Themenvorschlag vor.

Aber dann, plötzlich, tauchte ein neues Schlagwort am Sexhimmel auf, und viele Journalisten stürzten sich darauf: Slow Sex! Sogar die Bildzeitung griff das Thema auf und erklärte ihren Lesern, warum langsam jetzt besser ist als schnell. Über Nacht war das Interesse der Öffentlichkeit geweckt. Die Generation »oversexed and underfucked« hatte eine Alternative entdeckt. Das Wort Tantra wurde bei dem neuen Hype allerdings nur ganz am Rande erwähnt. Auch dass die in der Schweiz lebende Körpertherapeutin Diana Richardson, die das Buch zum Slow Sex geschrieben hat, der Osho-Schule entstammte, kam nur am Rande zur Sprache. Inspiriert von der Slow-Food-Bewegung, war Slow Sex einfach das passende Schlagwort.

Welchen Namen auch immer Sie dem achtsamen, langsamen Liebesakt geben möchten – beleben und bereichern wird er Sie in jedem Fall. Entschleunigter Sex verwandelt den Liebesakt in ein heiliges Fest, bei dem der Körper zum oft zitierten Tempel der Seele wird. Ich möchte Ihnen hier nochmals in Erinnerung rufen, dass langsam und achtsam ausgeübter Sex keine Technik ist, die sich nach einem bestimmten Schema »abarbeiten« lässt. Es ist vielmehr eine Atmosphäre, in die man eintritt. Damit ein solcher Stimmungsraum entstehen kann, braucht es Einstimmung und Vorbereitung. Körper und Geist sollen entspannt, die Aufmerksamkeit ganz auf das gegenwärtige Geschehen gerichtet sein. Diese Präsenz ist es, die Ihren Sex verändert und die einen gewöhnlichen Akt in einen göttlichen verwandelt.

Durch vollkommen bewusst erlebten Sex ist eine tief greifende persönliche Veränderung möglich. Wenn Sie zum ersten Mal den Sex der Langsamkeit ausprobieren, sind Sie wahrscheinlich nur mit der Andersartigkeit des Erlebens beschäftigt und mit dem neuen Erfahrungsraum, der sich Ihnen eröffnet. Je häufiger Sie diese Art von Sex aber praktizieren, desto stärker erfahren Sie auch seine heilsame Kraft. Bei Paaren, die das einmal in der ganzen Intensität erlebt haben, überträgt sich die tief greifende, persönliche Transformation direkt und unvermittelt auf den Beziehungsalltag und das gesamte Lebensgefühl. Der übliche, unbewusste »Normalsex« ist für sie bald nicht mehr erstrebenswert und auch kaum mehr möglich. Nicht umsonst ist unsere Sexualität das Fundament unseres Energiesystems. Jede Veränderung an dieser Basis wirkt sich ganz automatisch auf alle darauf aufbauenden Energiezentren aus. Unser gesamtes Körpersystem und alle Gehirnzellen werden von dem Energieschub aus dem Sexualzentrum genährt und in eine gesunde Richtung geführt.

Echtes *sexual healing*

Da jede Gesundung auch mit dem Loslassen von etwas Ungesundem verbunden ist, sind achtsame Liebessessions anfangs oft mit Tränen und Schmerz verbunden. Ich werde diesen wichtigen Loslassprozess auch im dritten Teil des Buches noch einmal aus anderer Perspektive thematisieren. Erschrecken Sie jedenfalls nicht, wenn Sie oder Ihre Partnerin, Ihr Partner irgendwann Tränen in den Augen hat oder gar zu schluchzen beginnt. Richten Sie sich darauf ein, es ist Teil des Heilungsprozesses, dass Gefühle hochkommen. Geben Sie ihnen Raum. Sex ist nun mal auch mit innerem Schmerz und mit Trauer verbunden. Die oder der eine oder andere von Ihnen mag schlimme persönliche Erfahrungen damit verbinden, die auf diesem Wege ans Licht kommen. Gehen Sie damit so um wie mit allen Phänomenen der Achtsamkeit. Schenken Sie Ihren Tränen und Ihrem Schmerz Aufmerksamkeit und Anerkennung. Nichts bewerten oder kommentieren, nur liebevoll anschauen und akzeptieren. Damit ist das Signal zur Heilung gesetzt, und der Rest vollzieht sich von selbst.

Wir alle kennen die Scham, die einen überkommt, wenn beim Lieben plötzlich Tränen fließen. Man möchte sie gern unterdrücken, um den Fortlauf des Geschehens nicht zu stören, und irgendwie sind wir so daran gewöhnt, uns nicht gehenzulassen, dass es uns unpassend erscheint, jetzt plötzlich loszuheulen. Trösten Sie sich: Mir ist das oft genug passiert. Zum Glück hatte ich immer einen Liebespartner, der mit meinen Gefühlsausbrüchen umgehen konnte und mich einfach in den Arm nahm. Irgendwann war es vorbei, und die gesamte Situation hatte sich verändert. Ich fühlte mich klar und wie innerlich gereinigt. Manchmal ging die Liebessession danach weiter, manchmal nicht, und wir lagen mit geschlossenen Augen innig umschlungen da, spürten in uns hinein und fühlten etwas, das mit Worten nicht zu beschreiben ist.

Jeder von uns hat auf die eine oder andere Art schon die Missverständnisse, die Misshandlungen und die Unterdrückung zu spüren bekommen, die bei früheren Liebesakten ausgetragen wurden. Die Auswirkungen von Macht und Kontrolle beeinflussen schon ab der Kindheit unsere Gefühle und Wahrnehmungen. All diese unsichtbaren Kräfte formen und deformieren uns, sie prägen unser Bild von der Sexualität. Wenn dann plötzlich Achtsamkeit und Liebe ins Spiel kommen, beginnen sie die Gefühlspanzer um unser Herz zu sprengen, und alle unterdrückten Gefühle bahnen sich den Weg nach außen. Freuen Sie sich, wenn so etwas geschieht. Eigentlich ist es ein Grund zum Feiern, wenn zurückgehaltene Gefühle frei werden. Entlassen Sie die Emotionen also zusammen mit Ihren Tränen. Damit kann sich der Schmerz und alles, was mit ihm verbunden ist, lösen.

Wenn dieser Prozess abgeschlossen ist, vollzieht sich manchmal eine großartige Wandlung, die am besten mit dem Wort Transformation zu beschreiben ist: Das neue, von gedanklichem Unrat befreite Bewusstsein kommt zum Vorschein, und wir begegnen unserer sexuellen Unschuld, unserer reinen Natur und dem liebenden Herzen. Meister Osho hat immer gepredigt, dass wir nur beim Sex wieder natürlich werden können, und er hat wohl recht. Der heile Kern, der in unserem Innern schlummert, kommt mit dem Schmerz und den Tränen zum Vorschein. Das ist dann der Augenblick des Wunders, in dem die Wunden heilen dürfen, die andere Liebesakte geschlagen haben. Nie wieder möchten wir danach in die alte Welt zurückkehren.

Die folgenden Anregungen zu einem achtsamen Sexritual basiert auf mehreren Vorträgen von Osho, die ich mit eigenen Elementen angereichert und weiterentwickelt habe.

DAS ENTSCHLEUNIGTE SEXRITUAL

Ein heiliges Fest: *Ohne sich darüber bewusst zu sein, haben viele von uns immer noch in ihrem Unterbewusstsein gespeichert, dass Sex Sünde sei. Diese Übung trägt dazu bei, alle Reste der Paradigmen der christlichen Kirche in uns auszulöschen. Sie macht aus der sexuellen Begegnung ein heiliges Fest. In fast allen fernöstlichen Religionen wird die Vereinigung zwischen Mann und Frau als etwas Heiliges verstanden. Das soll auch hier zum Ausdruck kommen. Zelebrieren Sie Ihr Beisammensein, reichern Sie es mit kleinen Ritualen an, und machen Sie es damit zu dem, was*

*es immer war und was es jetzt für Sie wieder werden kann:
ein himmlisches Ereignis. Wenn Sie genügend Platz zu
Hause haben, empfiehlt Osho, sich einen eigenen Raum nur
für die Liebe herzurichten. Er soll Ihr heiliger Raum werden,
den Sie nur betreten, um sich zu lieben. Mir ist klar, dass
sich nicht alle Paare so einen Luxus leisten können.
Natürlich können Sie stattdessen auch Ihr Schlaf- oder
Wohnzimmer in einen Tempel der Sinne verwandeln.*

Atmosphäre schaffen: *Sorgen Sie für angenehmes, weiches
Licht an mehreren Stellen des Raumes. Zünden Sie eine
Räucherkerze mit einem feinen Raumduft an. Der Duft von
Rosen oder echter Rosenessenz ist der Duft der Liebe, er
öffnet das Herz und die Sinne. Die meisten Frauen lieben
ihn, Männern ist er manchmal etwas zu süßlich, dann
können Sie das Duftöl mit etwas Sandelholz mischen, das
ebenfalls erotisierende Wirkung hat. Einige Tropfen der
reinen ätherischen Essenz mit 100 Milliliter Sesam- oder
Jojobaöl vermischt, ergeben ein wunderbar duftendes
Massageöl mit betörender Wirkung auf die Sinne. Platzieren
Sie das Massageöl an geeigneter Stelle, und stellen Sie eine
Schale mit warmem Wasser daneben. Bevor Sie Ihren
Partner damit massieren, feuchten Sie Ihre Hände mit
Wasser an, geben einige Tropfen Öl in die Handflächen und
verreiben alles. So haben Sie eine warme und gleichzeitig
geschmeidige Öl-Wasser-Emulsion hergestellt.
Die Lustzentrale Ihres Raumes sollte aus einer großen,*

durchgehenden Fläche bestehen. Es kann sich dabei gern um Ihr Bett handeln, Sie können aber auch Ihr Bett zur Seite räumen und eine große Matratze oder einen dicken Teppich mit vielen Decken und Kissen auf dem Boden auslegen. Lassen Sie Ihre Fantasie bei der Gestaltung Ihres Liebesplatzes spielen. Im Laufe des Abends werden Sie vielleicht auch einen Stuhl oder ein Sofa in Ihr Liebesspiel mit einbeziehen.
Bei der Wahl der Musik halte ich es für wichtig, dass Sie nicht »Ihre« Lieder wählen, bei denen Sie sich normalerweise lieben. Es soll ja etwas Neues entstehen. Suchen Sie also Musik aus, die Sie beide nicht kennen, und achten Sie darauf, dass es sich nicht um allzu rhythmische und expressive Melodien und Töne handelt, die Sie dazu verführen könnten, sich davon mitreißen zu lassen. Bei diesem Liebesfest geht es ja darum, seinen eigenen Rhythmus zu finden und sich nicht fremd bestimmen zu lassen. Ich persönlich mag sphärische Töne, die eine weiche, aber nicht allzu dominante Klangatmosphäre schaffen, aber das ist nicht jedermanns Sache. Lassen Sie sich in einem Musikladen inspirieren oder downloaden Sie Ihre Playlist aus dem Internet. Vertrauen Sie darauf, intuitiv das Richtige für Sie als Paar zu finden.

Das Göttliche einbeziehen: *Eine wichtige oder vielleicht sogar die wichtigste Ingredienz Ihres achtsamen, der Langsamkeit gewidmeten Liebesabends ist ein Symbol des*

Göttlichen. Je nach Ihrer religiösen oder spirituellen Ausrichtung kann das eine Buddhafigur, ein Bild von Jesus oder von Chamuel, dem Erzengel der Liebe, sein oder ein Yin-und-Yang-Symbol, eine hinduistische Liebesgöttin oder eine Heiligenfigur, zu der Sie eine ganz persönliche Verbindung haben. Richten Sie sich eine kleine Altarecke ein, und schmücken Sie Ihr heiliges Symbol mit Blüten und Teelichtern. Damit bekennen Sie sich ganz bewusst zur Göttlichkeit der Sexualität, gleichzeitig werden Sie an Ihre eigene göttliche Essenz erinnert, mit der Sie beim Liebesakt verbunden sind.

Der Zeitfaktor: *Es versteht sich von selbst, dass Langsamkeit und Entschleunigung Zeit brauchen, um sich in Ihrem Geist und im Körper entfalten zu können. Ich empfehle Ihnen, einen Abend mit Open End einzuplanen, aber da ich weiß, dass man sich für Sex nicht jedes Mal einen ganzen Abend Zeit nehmen kann, halte ich einen groben Zeitrahmen für sinnvoll. Meiner Erfahrung nach sind drei Stunden ein gutes Zeitfenster für ein Liebesfest. Wenn Sie zur Einstimmung vorher ein romantisches Candlelight-Dinner planen und anschließend zusammen in die Badewanne steigen, brauchen Sie dafür zusätzlich Zeit. Die drei Stunden beziehen sich ausschließlich auf die Liebeszeremonie. Ich rate Ihnen dringend davon ab, anschließend einen wichtigen Termin wahrzunehmen. Damit berauben Sie sich eines Großteils des Zaubers Ihrer*

Liebeszeremonie. Es wäre einfach zu schade, die Magie des Abends zu schmälern. Sie können davon ausgehen, dass sich Zeit und Raum ab einem bestimmten Punkt auflösen und Sie sich in einem zeitlosen Kokon befinden. Wir alle haben das Phänomen schon erlebt, dass in bestimmten Situationen die Zeit stillzustehen scheint. In jenen seltenen, kostbaren Augenblicken wird uns bewusst, dass Zeit tatsächlich eine Konstruktion des menschlichen Verstandes ist. Wenn wir uns vollkommen im Jetzt befinden, wird der Augenblick zur Ewigkeit und die Ewigkeit zum Augenblick. Alles, was uns tief bewegt und überwältigt, löscht das Zeitempfinden aus. Gehen Sie also davon aus, dass Sie im Anschluss an Ihr Liebesfest erst mal keinen Zugang mehr zu den allzu irdischen Belangen des Alltags haben werden. Sorgen Sie lieber dafür, dass Sie alle dringenden Aufgaben und Arbeiten vorher abschließen. Nichts soll Sie belasten, wenn Sie den Raum der Liebe betreten.

Der Liebesakt: *Beginnen Sie Ihre Begegnung mit einem Entspannungsritual, um Ihr Erregungsniveau zu senken. Beim Sex der langsamen Art sollten Sie so wenig wie möglich erregt sein und dementsprechend alles unterlassen, was Sie sexuell stimulieren könnte. Das ist einer der großen Unterschiede zum gewöhnlichen Sexakt. Bei der Einstimmung geht es vielmehr darum, Ihr Herz füreinander zu öffnen, den eigenen Körper lebendig und empfindsam zu machen und sich selbst feiner zu spüren. Erst dann sollten*

Sie sich miteinander verbinden. Wenn Sie mögen, setzen Sie sich einander gegenüber und schauen Sie sich mit weichem, offenem Blick in die Augen. Achten Sie dabei auf Ihren Atem, und spüren Sie, wie er sich in Ihrem Körper bewegt und ihn lebendig macht. Ihr Atem ist die Brücke, die Sie aus dem Kopf heraus und in den Körper hinein bringt, zum Ort des Geschehens. Über den Atem kommen Sie auch immer wieder zurück in den Augenblick. Wenn Sie merken, dass Ihr Partner Sie zu sehr vom Geschehen in Ihrem Innern ablenkt, schließen Sie die Augen und kommen wieder ganz zu sich selbst. Eine echte Begegnung Ihrer beiden Körper kann nur geschehen, wenn Sie zuvor Ihrem eigenen Körper begegnet sind. Erlauben Sie also Ihrem Atem, Ihren Körper immer weiter zu entspannen und mit Leben und Bewusstsein zu füllen. Aber driften Sie nicht weg. Öffnen Sie zwischendurch immer wieder die Augen, um mit Ihrem Partner Kontakt aufzunehmen.

Irgendwann kommt für Sie beide der Moment, in dem Sie sich berühren möchten. Lassen Sie sich dabei von Ihren Eingebungen und Impulsen führen – und nicht von Ihren Gedanken oder Vorstellungen. Alles, was Sie spontan und aus dem Augenblick heraus tun, ist richtig und willkommen. Schieben Sie Ihre Handlungsimpulse also nicht auf, sonst verschwinden sie ebenso schnell wieder, wie sie aufgetaucht sind. Beginnen Sie sich mit langsamen, behutsamen Bewegungen zu streicheln und zu massieren. Benutzen Sie Ihr Körperöl dafür, und schauen Sie sich oft in die Augen.

*Auch wenn es Ihnen anfangs sehr befremdlich erscheinen
mag – unterlassen Sie bei Ihren Zärtlichkeiten wirklich jede
direkte sexuelle Stimulation.*
*Osho teilte die Meinung vieler Sexpsychologen, es sei die
größte Angst des Mannes, beim Liebesspiel seine Erektion
zu verlieren. Das sei der Grund, warum er sich beim Akt
immer viel zu schnell bewege und bemüht sei, alles schnell
hinter sich zu bringen. Damit kommen wir zum nächsten
großen Unterschied zum »Normalsex«: Beim langsamen
Sex wird der Mann seiner Urangst enthoben. Es ist völlig
unerheblich, ob er eine Erektion hat oder nicht. Liebeslehrer
wissen, dass Männer während langer Phasen von
Zärtlichkeit immer wieder eine Erektion bekommen, die im
Laufe der Zeit wieder verschwindet, um sich dann wieder
aufzubauen. Das sind ganz natürliche zyklische Vorgänge,
denen man keine große Beachtung schenkt. Kein Mann muss
bei diesem Liebesspiel immer »können« und einsatzbereit
sein. Vor allem reifere Männer sind erleichtert zu hören,
dass sogar die Penetration ohne Erektion funktioniert. Das
ist nämlich auch mit weichem Penis möglich: Begeben Sie
sich dazu in die Scherenstellung, bei der die Frau auf dem
Rücken liegt und der Mann auf der Seite. Die Beine sind
so scherenartig verschränkt, dass die Unterkörper sich
berühren. Wenn Sie sich unter dieser Position nichts vorstellen können, finden Sie im Internet entsprechende Fotos
oder Illustrationen. Der Mann penetriert die Frau mit deren
Unterstützung sehr langsam und bewusst. Bewegen Sie sich*

*nach dem Eindringen nicht, sondern spüren Sie kurz in sich
hinein. Erst wenn Sie einen Bewegungsimpuls spüren, geben
Sie ihm nach. Haben Sie Vertrauen in Ihren Körper. Sie
können sich als Mann darauf verlassen, dass sich im Körper
der Frau früher oder später eine Erektion einstellen wird,
die wesentlich stabiler ist als eine, die durch Erregung oder
Stimulation hervorgerufen wurde.*

*Für Männer, die dazu neigen, schnell erregt zu sein, die
Mühe haben, sich zu beherrschen, und die gewohnt sind,
zielstrebig ihrem Höhepunkt entgegenzustreben, ist diese
Übung eine große Herausforderung. Aber auch eine sehr
große Chance, aus ihrem für die Partnerin oft sehr
frustrierenden Sexualverhalten auszusteigen. Wenn Sie als
Frau einen Partner haben, der zu schnell kommt, sollten
Sie ganz besonders darauf achten, ihn nicht zu stimulieren,
sondern sein Erregungsniveau niedrig zu halten. Eine gute
Methode, um sich miteinander auf einen langsamen
Rhythmus einzutunen, ist, miteinander zu sprechen: Geben
Sie ihm Feedback, wenn Sie merken, dass er zu schnell wird.
Sagen Sie ihm, dass Sie spüren, dass seine Erregung steigt.
Er kann daraufhin versuchen, tiefer zu atmen und sich zu
entspannen. Wenn Ihr Geliebter Sie penetriert, sollte das
betont langsam und sehr achtsam geschehen, ohne Eile,
ohne zu viel zu wollen. Lassen Sie zu, dass es wie von allein
geschieht. Jede Bewegung beim achtsamen Sex geschieht im
Zeitlupentempo, damit sich innere Bewusstseinsräume
entfalten können. Spüren Sie immer wieder nach, atmen*

Sie tief in den Bauch, und erlauben Sie Ihrem Bewusstsein, weiter und größer zu werden. Rhythmus und Bewegung stellen sich ganz natürlich ein und vollziehen sich wie von selbst. Wenn zwei entspannte Körper sich lieben ohne eine Idee, wohin es sie führt, kann geschehen, was geschehen soll.

Die Würdigung des Tal-Orgasmus: *Wenn Sie den Höhepunkt erreicht haben, bleiben Sie körperlich verbunden und genießen fest aneinandergeschmiegt die Phase des Abflauens der Erregung. Nach jedem Gipfel folgt ein Tal. Dieses Tal hat seine eigene Schönheit. Lösen Sie sich auch nicht voneinander, wenn die Erektion des Mannes nachlässt, sondern bleiben Sie entspannt verbunden, und zelebrieren Sie auch diese Phase voller Liebe und Dankbarkeit. Nach einer Weile wird sich der sogenannte Tal-Orgasmus einstellen, der eine ganz andere Qualität enthält. Er ist voller Innigkeit und von so zarter, süßer Intensität, dass sich eine neue Liebeseuphorie in Ihnen entzünden kann. Beobachten Sie, was in Ihren Körpern geschieht, und genießen Sie die anhaltende Verschmelzung Ihrer Körper und Seelen in dieser orgasmischen Phase.*

Der Abschluss: *Wie bei allen Ritualen ist auch beim Liebesfest das Ende genauso wichtig wie der Anfang. Bleiben Sie so lange körperlich verbunden, bis Sie beide wieder vollkommen in Ihr Alltagsbewusstsein zurückgekehrt* *sind. Erst danach sollten Sie sich voneinander lösen und eine Zeit lang ohne Körperkontakt bleiben, um wieder ganz in Ihren eigenen Körper zurückzukehren. Tun Sie jetzt, wonach es Sie verlangt. Vielleicht haben Sie Lust zu tanzen, einander zu massieren oder sich etwas vorzulesen. Beenden Sie Ihr Liebesfest mit einer langen, innigen Umarmung und danken Sie einander.*

Springen Sie in das neue Sexbewusstsein

Beim Durchlesen der Übung mag Ihnen einiges seltsam oder überraschend vorgekommen sein. Alles, was wir bisher mit Sex verbunden haben, nämlich die Abfolge von Stimulation, Erregung und Höhepunkt, wird hier über den Haufen geworfen. Dabei steht es so in den gängigen Sexlexika, so beschreiben es die Sexpsychologen, so haben wir es von den Eltern erfahren, die von ihren Eltern und so weiter. Und jetzt sollen wir uns nicht mehr antörnen, nicht mehr den Höhepunkt anstreben, der Mann muss nicht mal mehr Standfestigkeit beweisen! Das gesamte erotische Spiel zwischen den Geschlechtern wird total auf den Kopf gestellt. Ich kann dem nur zustimmen. Ja, so ist es.

Der Sex der neuen Zeit ist eine Revolution. Er wirft die über zwei Jahrtausende hinweg verfälschten Vorstellungen von Trieb und Sex radikal über Bord. Für Menschen, die sich mit der achtsamen Lebensphilosophie zum ersten Mal beschäftigen, ist die Idee des Slow Sex durchaus gewöhnungsbedürftig. Aber wie Sie jetzt wissen, lohnt es sich unbedingt, das neue Sexgefühl auszuprobieren. Experimentieren Sie damit, tasten Sie sich langsam heran. Kein Mensch möchte Ihnen verbieten, Ihren Höhepunkt wie bisher zu erleben. Hier geht es ja nicht darum, auf etwas zu verzichten, sondern etwas dazuzubekommen und Grenzen zu sprengen. Die tantrische Philosophie, aus der die Slow-Bewegung entstanden ist, verspricht eine Bewusstseinserweiterung beim Sex, und spätestens da dürfen wir aufhorchen. In der Übungsbeschreibung habe ich es schon kurz erwähnt, aber da es so ungemein wichtig ist, darf ich es hier nochmals wiederholen: Beim achtsamen Sex spürt der Mensch endlich wieder sein wahres Wesen, er wird natürlich, legt alle gesellschaftlichen Rollen ab, steigt aus dem Ego aus und zeigt sich. Er kommt zurück zu seiner Urnatur! Ich hoffe, das ist Verheißung genug, um den Sprung ins Ungewisse zu wagen.

Ich selbst hatte erst in der Mitte meines Lebens das Glück, einem Mann zu begegnen, mit dem ich die bewusstseinsverändernde, transformierende Urkraft der Sexualität erleben und mit mir selbst in Kontakt treten konnte. Der Weg dahin war ebenso erkenntnisreich wie schmerzlich, heute betrachte ich ihn als ein großes Geschenk. Ich habe erfahren, wie eine sexuelle Beziehung, die das Herz öffnet und die Seele fliegen lässt, mir meine allertiefsten Wunden gezeigt hat, die so tief verdrängt waren, dass ich von ihnen nicht das Geringste geahnt hatte. Diese Wunden durften heilen, und allein das hat mein Leben von Grund auf verändert. Im Laufe der Zeit und mit wachsender Hingabefähigkeit öffneten sich zusätzlich tiefe Gotteserfahrungen. Sie waren für mich der Ausschlag, warum ich mich nach langem Zögern am Ende doch entschlossen habe, dieses Buch zu schreiben.

Jeder von uns kann das große, heilende Potenzial seiner Sexualität erleben, sobald er sich als universelles Leben begreift. Vor diesem Hintergrund werden Lust und Liebe zu einem Werkzeug der persönlichen Weiterentwicklung und der Entfaltung des inneren Potenzials, das ja nur darauf wartet, von uns befreit zu werden. Springen Sie also hinein in Ihr neues Sexbewusstsein, Ihre Seele sehnt sich danach!

Lebendig und bewusst statt stimuliert und erregt

Der in Australien lebende Tantrameister Barry Long behauptet, der auf den Orgasmus als Ziel ausgerichtete Akt sei ganz und gar vom Ego gesteuert und von daher nicht erstrebenswert. Der Verstand habe nie im Leben geliebt und werde es nie tun, sagt Long. Der Verstand hat nur Sex, der Körper hingegen möchte einen anderen Körper lieben. Ich gebe zu, für Anfänger sind das eine Menge neuer Gedanken, die es erst einmal zu verarbeiten gilt. Immerhin verstehen wir nun, warum die spirituellen Liebeslehrer uns unermüdlich ermuntern, vom ewigen Denken und sich Vorstellen abzulassen und endlich in den Körper hineinzuspüren: Da spielt nämlich die Musik.

Interessant fand ich auch, was Mister Barry Long statt des genitalen Orgasmus anstrebt: Stundenlangen, ja tagelangen, ekstatischen, göttlichen Sex mit Ganzkörper-Orgasmen. Das klingt nach hoher, ja höchster Liebeskunst, so fern, so unerreichbar, dass der Normalbürger spätestens an dieser Stelle aussteigt. Ein Barry Long hat ja nichts anderes zu tun als das, denken wir vielleicht. Er übt seit 40, 50 Jahren, um dieses Ziel zu erreichen, unsereins muss zwischendurch noch eben seinen

Alltag regeln und ein bisschen Geld verdienen. Auf der anderen Seite haben so viele von uns gelinde gesagt die Nase voll von der Jagd nach seelenlosen Höhepunkten, dem kurzen Stöhnen, nach dem alles schon wieder vorbei ist. Wir suchen nach sexueller Heilung. Und da liegt sie direkt vor unserer Nase. Warum also nicht mal hineinschnuppern in die spirituellen Dimensionen des Sex. Beginnen Sie mit kleinen Schritten, in Ihrem eigenen Tempo und auf Ihre persönliche Art und Weise. Lassen Sie sich von den Anregungen aus dem hier beschriebenen Sexritual inspirieren, und spielen Sie damit. Denn das Liebesspiel ist und bleibt ein Spiel, und Sie bestimmen die Regeln.

Ich erinnere mich an die Geschichte eines Paares, das sich in den 90er-Jahren bei einem Tantrakurs kennen- und lieben gelernt hatte. Das Liebespaar hatte sich im Anschluss an den Workshop zwei Wochen lang in ein kleines, abgeschlossenes Häuschen am Rande des Seminarzentrums eingemietet, um dort nichts anderes zu machen als Liebe – tantrische Liebe natürlich. Essen und Trinken wurde den beiden zu bestimmten Zeiten vor die Tür gestellt, und die Seminarleitung sorgte dafür, dass nichts, aber auch gar nichts das Paar bei seinen Übungen stören würde. Der Platz wurde wie ein heiliger Platz behandelt. Es war streng verboten, sich dem Areal auch nur in Hörweite zu nähern. Leider habe ich die beiden nie zu Gesicht bekommen. Monate später kam mir aber zu Ohren, dass es sich um ein sehr junges Paar gehandelt hat, das kurz nach seinem tantrischen Urlaub den Bund der Ehe schloss.

Jungen Menschen fällt es leichter, ihre sexuellen Gewohnheiten abzulegen und sich auf eine neue Spielart einzustellen. Ihr Geist ist noch flexibler, die Neugierde groß. Vor allem ist ihr

Verhalten beim Sex noch nicht so eingespielt wie bei Paaren, die sich schon sehr lange kennen. Aber ich weiß aus meinem eigenen Bekanntenkreis, dass auch sogenannte alte Ehen ganz außergewöhnlich von der meditativen Erotik profitieren. Das Paar, das ich dabei gerade im Kopf habe, lebt schon lange nach den Prinzipien der Achtsamkeit und lässt diese sehr bewusst in die Kindererziehung, Ernährung und den Umgang mit der Natur einfließen. Als ich den beiden bei einem gemeinsamen Abendessen erzählte, dass ich mich für dieses Buch mit der Idee des Tantrasex beschäftige, waren sie sehr interessiert, Details zu erfahren. »Ich kann mir gut vorstellen, dass es für Männer erlösend ist, von dem Zwang, unbedingt eine Erektion zu haben, befreit zu werden«, erzählte ich und fuhr fort: »Spirituelle Liebe funktioniert auch ohne Erektion.«

Das war selbst für meine Freunde neu. »Das werden die Hersteller von Viagra aber nicht gern hören«, meinte die Frau, und dann, zu ihrem Mann gewandt: »Lass uns das doch mal ausprobieren. Ich bin wirklich gespannt, was sich ergibt, wenn wir uns mal wieder einen ganzen Abend Zeit füreinander nehmen.« Man kann sich vorstellen, welches Thema den weiteren Verlauf des Abends dominierte. Alles wollten die beiden über klassisches Tantra, Neo-Tantra, Slow Sex und alle weiteren Varianten wissen. Ich habe versprochen, keine weiteren Einzelheiten über das neue Liebesleben des Paares preiszugeben. Das Einzige, was ich hier niederschreiben darf: Inzwischen versuchen sich weitere langjährig verheiratete Paare im weitläufigen Bekanntenkreis meiner Freunde mit der neuen Langsamkeit im Bett.

Vielen Paaren nimmt es den Druck aus ihrem Liebesleben, wenn sie erfahren, dass der Mann nicht immer können muss und darauf vertrauen kann, dass sich eine Erektion einstellen wird, sobald sich der Penis im Körper der Frau befindet. Während Mann und Frau vereint still beieinanderliegen und ihre Aufmerksamkeit in die Geschlechtsteile lenken, beginnen diese miteinander zu kommunizieren. Barry Long, der oben zitierte Tantrameister, unterscheidet sehr genau zwischen der triebgesteuerten, aus der Erregung entstandenen Erektion, die aggressiv dem Höhepunkt zustrebt und den Körper der Frau zur Triebentladung benutzt, und der aus der Kommunikation der Körper entstandenen Erektion. Diese käme aus dem Körper, dem Herzen, der Liebe heraus und sei wesentlich stabiler als die egozentrierte Erektion.

Ich habe auch mit einer Frau gesprochen, die diese spirituelle Liebe praktiziert und mir die Erlaubnis gab, sie zu zitieren: »Ich habe genug sexuell erregte Männer mit sexuellen Wünschen in mir gehabt, ihre Gier und ihren Trieb spüren müssen, die nicht mir galten. Ich fühlte mich benutzt und dachte, so wäre das normal beim Sex. Heute möchte ich so etwas nie wieder erleben. Ich habe erfahren, was aus einer körperlichen Begegnung entstehen kann, wenn Mann und Frau sich wirklich annehmen, in aller Achtsamkeit. Der Mann, mit dem ich heute zusammen bin, möchte mich lieben, und zwar mit seinem Körper, nicht mit dem Verstand.«

Das Märchen vom nicht orgasmischen Sex

Liebe Leserin, lieber Leser, spätestens an dieser Stelle sollte deutlich geworden sein, dass die pauschale Ablehnung vieler Männer gegenüber spirituellen oder tantrisch inspirierten Liebespraktiken auf falschen Informationen beruht. Die Angst davor, den Orgasmus hinauszögern zu müssen oder irgendwann sogar ganz darauf verzichten zu sollen, um den gesamten Körper mit sexueller Energie anzufüllen, ist nicht angebracht. Bei einem Liebesakt ohne Erregung und ohne Stimulation ergibt es sich von selbst, dass Sie sich länger und genussvoller lieben. Ihre innere Gelassenheit und Ihr entspannter Körper helfen Ihnen, natürlich zu werden. Lassen Sie sich davon führen, und konzentrieren Sie sich auf die inneren Vorgänge im Körper, kommen Sie immer wieder durch einen tiefen Atemzug ins Hier und Jetzt, und werden Sie einfach nur langsam – oder ganz still. Alles, was so geschieht, ist richtig.

Stimulation und Erregung verlangen nach ständiger Steigerung, sie können süchtig machen und führen den Menschen in die Zerstörung. Auch Achtsamkeit und Liebe möchten wachsen, aber ihre Steigerung erhöht die Intensität und führt den Menschen zur Wahrheit. Im dritten Teil erfahren Sie, was dann mit Ihnen geschieht.

Teil 3:
WIE ES UNS ERLEUCHTET

Göttliches Lieben

Sie werden es kennen, dieses runde, satte, wohlige Gefühl nach gutem Sex, das noch Stunden und Tage im Körper nachhallt. Geerdet und von innen genährt, kehren Sie ins Alltagsbewusstsein zurück. Der Job macht plötzlich wieder Spaß, und auf dem täglichen Nachhauseweg von der Arbeit fallen Ihnen Dinge ins Auge, die Sie vorher nicht wahrgenommen haben. Die Blumen am Straßenrand, eine nette Cafébar, die neue Frisur der Frau aus dem Zeitungsladen. Mit gelassenem Lächeln quittieren Sie zänkische Bemerkungen Ihrer Mitmenschen. Sollen sie sich doch streiten. Sie selbst haben so viel innere Ruhe, so viel Kraft getankt, dass nichts, aber auch gar nichts Sie aus Ihrer Mitte bringen könnte. Selbst wenn die Umwelt Ihnen Angst oder Abwehr entgegenbringt, können Sie noch Liebe weitergeben. Was geschieht da nur in Ihnen?

Ganz einfach: Ihr Tunnelblick hat sich aufgelöst. Der Blickwinkel ist breiter geworden, der Horizont weiter. Mit der veränderten Sichtweise erkennen Sie, wie banal die Alltagssorgen sind. Womit die Menschen sich nur immer herumquälen. Angst

– was ist Angst? Hektik, Termindruck, das permanente Getriebensein – alles Fremdwörter in Ihrem Zustand. Das Leben ist jetzt, und jetzt ist es schön so, wie es ist. In solchen Momenten sind Sie in der Liebe. Sie kosten das Glück der Verbundenheit, fühlen sich eins mit der Welt. Solche Momente vergessen Sie nicht. Sie sind wesentlich. Wenn die oberflächlichen Wichtigkeiten Sie wieder eingeholt haben, Sie wieder drinhängen in der alten Mühle, denken Sie wehmütig daran zurück. Schade, dass Sie das Normale immer so schnell wieder einholt.

Besondere sexuelle Erlebnisse hinterlassen in uns einen ganzen Regenbogen von Gefühlen. Wir fühlen uns kraftvoll und vitalisiert, lebendig und genährt, entspannt und glücklich, irgendwie von allem ein bisschen. Doch wie das so ist mit den Empfindungen, sie kommen und gehen. Hier aber treten wir an, um uns göttlich zu lieben, und damit wird alles anders. Wir bleiben nicht länger im Bereich vergänglicher Empfindungen stecken, sondern bewegen uns durch sie hindurch und über sie hinaus. *Sex, der glücklich macht* ist der Weg, um die beim Liebesakt erzeugte Energie so in Ihrer Mitte zu verankern, dass sie Sie durch Ihr gesamtes Leben trägt. Mit dem Wissen, das ich Ihnen in diesem dritten Teil vermittle, können Sie Ihren Körper dauerhaft mit so viel Liebesenergie anreichern, dass Ihre Kraft auch für den Alltag ausreicht. Ihre Ängste und Sorgen werden sich davonmachen, denn wo Liebe ist, hat Angst keinen Platz.

Bergsteiger wissen, dass Gipfelbesteigungen Kraft kosten. Sie stärken sich vorher mit gutem Essen, kontrollieren ihr Schuhwerk und packen sich Proviant in den Rucksack. Auch göttliche Sexualität ist eine Höhenwanderung mit beeindruckenden Gipfeln, die man nicht so nebenbei erklimmt. Wie bei einer Bergbesteigung gilt es, die Mittelstation, auf der man sich mit guten bis durchschnittlichen Vergnügungen zufriedengegeben hat, hinter sich zu lassen und sich auf ein hohes Ziel vorzubereiten. Das erfordert Kraft. Es braucht mentale Vorbereitung, klare Absichten und, ja, auch Mut gehört dazu. Göttliche Sexualität ergibt sich nicht von allein, es sei denn, man ist auf dem Weg der Erleuchtung schon so weit vorangeschritten, dass das Liebesbewusstsein bereits ungehindert durch den Körper fließt.

Die Erkenntnisse und Übungen, die ich Ihnen auf den nächsten Seiten vermittle, sind nicht für Erleuchtete gedacht, sondern für Menschen wie Sie und ich. Wir alle sind schon so oft und so tief verletzt worden, dass wir irgendwann angefangen haben, Mauern und Schutzwälle um unsere Herzen zu errichten. Und nicht nur das. Nach jedem emotionalen Stich, nach jedem Liebesschmerz haben sich in unseren Muskeln und Sehnen, im Gewebe, den Organen und Energiebahnen Knoten und Verhärtungen gebildet. Menschen wie ich, die viel sitzen und gewohnt sind, Verantwortung zu tragen, spüren es in den Schultern und im Nacken, bei anderen sitzt es in der Lendenwirbelsäule oder zeigt sich im verhärteten Gesicht. Viele Frauen haben die schmerzvollen Erfahrungen mit Liebhabern im Vaginalgewebe eingekapselt, Männer im Penisgewebe. Jeder von uns trägt Blockaden in unterschiedlicher Ausprägung an verschiedenen Stellen seines Körpers. Normalerweise spüren wir das nicht und kommen mit unseren Blessuren ganz gut durch den Alltag. Hinderlich wird das Ganze erst, wenn wir uns weiterentwickeln möchten. Dann verhindern die Blockaden, dass wir unser Herz öffnen, dass Liebe frei durch unsere Systeme fließt und wir uns als verbundene Wesen fühlen können.

Mit bewusster, spitueller Sexualität eröffnet sich Ihnen nun eine wunderbare, lustvolle Möglichkeit, Ihre inneren Mauern niederzureißen und reine Herzensliebe fließen zu lassen. Es mag seltsam klingen, aber die tiefen Einsichten und Gotteserfahrungen, die Mönche und Heilige nach jahrelanger Praxis in meditativer Versenkung machen, sind auch für Menschen erfahrbar, deren Körper sich von Herzen lieben.

Göttlicher Sex kann so viel Licht in unsere Zellen bringen, dass unser gesamtes Leben davon heller und liebevoller wird. Die dabei freigesetzte, leuchtende Liebesenergie kann Ihre Ängste besänftigen, die ja letztlich allen negativen Emotionen zugrunde liegen. Stattdessen machen Sie die körperliche Erfahrung, dass Sie aus Liebe bestehen. Das hört sich vielleicht banal an, weil Sie schon oft gelesen haben, dass alles Lebendige aus Liebe besteht. Aber es ist ein großer Unterschied, ob Sie etwas lesen oder hören und damit »wissen« oder ob Sie es erfahren. Mein Ziel ist es, Ihnen aufzuzeigen, wie Sie Liebe so erfahren können, dass Sie davon durchdrungen werden bis in die letzte Zelle Ihres Körpers.

Alles Leben entsteht durch göttliche Liebe, deswegen ist der sexuelle Akt per se ein göttlicher Akt. Aber wie es aussieht, haben wir das komplett vergessen. Die neue Zeit mit ihren starken Energien holt uns die großen Zusammenhänge des Lebens ins Bewusstsein zurück. Endlich haben wir wieder die Chance, unser Leben durch den Liebesakt zu erleuchten und diesem seine ursprüngliche Bedeutung zurückzugeben. Sex war immer ein Fahrzeug zur Transzendenz. Wenn Sie mögen, steigen Sie jetzt ein.

Wie wir wissen, war der christlichen Kultur nie daran gelegen, ihre Gläubigen in die hohen Genüsse und Wonnen der Sexualität einzuweihen. Und so verstehen wir unter gutem Sex seit Jahrhunderten die bekannte Mischung aus Küssen, Umarmungen, Zärtlichkeiten, ein bisschen Necken, Lecken, Saugen. Und wenn wir uns genügend stimuliert und erregt haben, reiben wir die Genitalien aneinander, bis wir es nicht mehr aushalten und sich die Energie in einer Explosion entlädt, der ein friedliches, entspanntes Gefühl der Gelöstheit und Erschöpfung folgt. So und nicht anders haben wir es gelernt. Wir glauben, dass Sex aus dem Aufbau und dem Abbau sexueller Spannung besteht. Aber das ist nur die halbe Wahrheit. Und es ist nur ein Abklatsch dessen, was wir wirklich erleben können.

Genitaler Sex kann nicht göttlich sein

Wie Sie im zweiten Teil bereits anfänglich erfahren konnten, gibt es eine Form der Sexualität, die völlig anders funktioniert als das Gewohnte. Ohne Erregung, ohne Stimulation, mit wachen, offenen, entspannten Körpern, die von Kopf bis Fuß von sexueller Energie durchflutet sind, ganz ohne Stau und ohne das Bedürfnis, sich zu entladen. Dieses neue Verständnis von sexuellem Geschehen stellt so ziemlich alles auf den Kopf, was Sie bisher für guten Sex gehalten haben. Dieser Sex dauert lange, ist tief und intensiv, meditativ und leidenschaftlich, ekstatisch, herzöffnend und vor allem heilend. Indem diese Sexualität die Muskelblockaden berührt und auflösen kann, führt sie uns durch tiefe, allertiefste Erfahrungen, durch Schmerz hindurch und zurück in die Liebe, aus der wir entstanden sind. Göttlichen

Sex praktiziert man nicht mit dem Verstand, sondern mit dem Körper und mit dem Herzen. Man füllt Körper und Geist mit Liebe an und überträgt diese auf den Partner und ins Leben.

Als ich kürzlich einer Freundin von dieser Art zu lieben erzählte, war sie zunächst sehr interessiert und angetan, aber im Lauf des Gesprächs konnte ich förmlich zusehen, wie sich ihre Miene verdüsterte: »Und was wird dann aus unserem Quickie unter der Dusche?«, wollte sie wissen, »Ist der dann nicht mehr erlaubt?« Ihr Mann und sie liebten es, sich morgens unter der Dusche zu lieben und dann energiegeladen in den Tag zu starten.

»Ein Quickie«, entgegnete ich mit gespielter Strenge, »ist ab sofort leider nicht mehr drin.« Leider verstand meine Freundin den Joke nicht, so dass ich mich beeilen musste, sie aufzuklären: »Jetzt ganz im Ernst, ihr beide werdet euch das doch wohl nicht nehmen lassen! Habt euren Spaß, so oft ihr wollt. Aber habt das andere eben auch!«

Auch Ihnen, liebe Liebespaare, sei an dieser Stelle ausdrücklich versichert: Niemand verlangt von Ihnen, Ihre lieb gewonnenen Liebesgewohnheiten aufzugeben. Kurze Happen der Leidenschaft sind voller Würze und heben die Laune für den Rest des Tages. Das wissen wir bestens, und genauso soll es bleiben. Vor allem berufstätige Paare mit Kindern, deren Alltag durchgetaktet ist und die wenig Zeit füreinander haben, können sich auf diese Weise immer wieder ihrer Liebe versichern. Allerdings, und hier nun mein Einwand, ist es in den paar Minuten, die so ein feuriger Schnellschuss dauert, leider nicht möglich, Energie durch den gesamten Körper zu lenken. Beim Quickie und bei vielen anderen Liebespraktiken, die wir kennen, füllt die Energie gerade mal die Genitalien und breitet sich bestenfalls noch im Unterleib und bis hinunter in die Füße aus. Aber das Herz, der Kopf, der ganze Rest des Körpers bleiben davon unberührt. Genau darum aber geht es beim Sex in der neuen Zeit: Liebesenergie freizusetzen, die alles durchdringt, uns erfüllt, uns emporhebt und uns in den Kosmos katapultiert.

Stellt sich nur die Frage: Wenn das alles so schön ist und uns ultimative Wonnen und Erfüllung verspricht, die unser gesamtes Leben durchdringen – was hält uns dann davon ab, uns der Liebe in grenzenloser Vereinigung hinzugeben? Warum lieben wir nicht ununterbrochen aus ganzem Herzen, warum schaffen wir es nicht, durchlässig zu werden für das kosmische Glück? Die Antwort ist schnell gesagt: weil wir Angst haben. Wir fürchten, uns selbst zu verlieren, wenn wir uns grenzenlos öffnen und in die Unendlichkeit eintauchen. Das ist ein ziemlich großes Problem. Unsere Seele, die unser höheres Selbst ist, weiß, dass wir als Teil der Schöpfung unendliche Liebe sind. Doch ein Teil von uns, das kleinliche, ängstliche Ego, weigert sich, voll und ganz in die Liebe hineinzuschmelzen und sie auszuleben. Und so weigern wir uns, halten uns zurück, geben uns immer nur stückweise hin – und legen damit die Basis für unsere ständige Anspannung, beim Sex und auch im restlichen Leben. Wir pendeln hin und her zwischen unserer tiefen Sehnsucht, wahrhaftig und offen zu lieben, und unserem Reflex, uns an Sicherheiten festzuhalten.

Im Grunde unseres Herzens sehnen wir uns zutiefst danach, unser Ego und all die damit verbundenen Emotionen beim Sex abstreifen und uns ganz und gar hingeben zu können. Doch zugleich werden dabei unsere größten Ängste aktiviert. Wie gern würden wir mit dem oder der Geliebten verschmelzen –

und gleichzeitig widersetzen wir uns dem Aufgehen im anderen. So gern möchten wir die Schutzschichten abwerfen und unsere eigene Natur entfalten – aber wir fürchten zu sehr, uns damit verletzbar zu machen. Wie gesagt erfordert es Mut, sich der göttlichen Liebe hinzugeben. Aber wirkliche Hingabe bedeutet zu lieben, obwohl man Angst hat.

Ich kenne ein junges Paar, Miriam und Pablo, das seit einem halben Jahr spirituellen Sex praktiziert. Die beiden haben sich bei einem meiner Seminare über Liebe in der neuen Zeit kennengelernt und sich sehr schnell als Seelenpartner verstanden. Sie waren fest entschlossen, diesmal von Anfang an alles richtig zu machen und sich bedingungslos zu lieben. Doch wie fast alle westlich erzogenen Paare kannten auch sie nur die herkömmliche Art, Liebe zu machen, mit genitalem Sex, wie sie es heute nennen. »In der ersten Zeit ging bei uns natürlich die Post ab«, erinnert sich Pablo, doch nach etwa anderthalb Jahren, als die Aufregung der neuen Liebe einer wohltuenden Vertrautheit gewichen war, ließ wie immer auch die Leidenschaft nach. Pablo, dessen letzte Beziehung an genau diesem Phänomen gescheitert war, wollte sich auf keinen Fall mit der nachlassenden erotischen Spannung abfinden. »Mich machte die Idee wahnsinnig, Miriam zu verlieren, wenn es im Bett nicht mehr so aufregend ist wie am Anfang«, sagte Pablo. Er fing an, im Internet nach neuen Möglichkeiten sexueller Erfüllung zu suchen. Dabei fiel ihm ein Buch von David Deida über Erleuchtung durch Sex in die Hände. Pablo war glücklich: »Genau das, wonach ich unbewusst immer gesucht hatte!«

Als Indienreisendem war ihm die Idee der Erleuchtung nicht fremd, und da auch Miriam ein spirituell offener Mensch ist,

begannen die beiden, sich abends gegenseitig aus dem Buch vorzulesen. So lernten sie auch die Technik des kreisenden Atmens
kennen, die ich Ihnen gleich noch vorstellen werde. Um sich an
die anfangs etwas ungewohnte Atemtechnik zu gewöhnen, übten sie die empfohlenen Energie- und Atemübungen tagsüber
und liebten sich weiter wie bisher. Erst als sie sich nach zwei
Wochen für den Praxistest bereit fühlten, beschlossen sie, ihren
ersten Liebesabend mit zirkulierendem Atem zu feiern. Es sollte
ein Fest werden, und so fingen sie an, sich nach allen Regeln der
Achtsamkeit und mit größtmöglichem Feingefühl zu lieben.
Dank ihrer Meditationserfahrung gelang es den beiden relativ
schnell, von den üblichen Stimulationen abzulassen und sich
entspannt, nur den Impulsen des Körpers folgend, zu bewegen.
Es wurde intensiv und intensiver.

Doch was geschah im Augenblick tiefster Innigkeit? Miriam
begann zu weinen. Als hätten sich innere Schleusen geöffnet,
schluchzte sie minutenlang so hemmungslos in die Kissen, dass
Pablo seine Miriam nur noch in den Armen halten und wiegen
konnte wie ein kleines Kind. Zwar war er durch das Buch auf
Gefühlsausbrüche vorbereitet, mit Gefühlen dieses Ausmaßes
hatte er allerdings nicht gerechnet. Als die beiden später in
Ruhe darüber sprachen, konnte Miriam nicht einmal genau sagen, was mit ihr passiert war. »Ich habe mich plötzlich so allein
gefühlt, es tat so furchtbar weh, immer so allein zu sein«, sagte
sie. Im Laufe des Gesprächs kam heraus, wie schlimm es damals für sie war, als sie von ihrem ersten Freund verlassen
wurde. Mit diesem Verlassenwerden wurde eine alte Kindheits-
wunde in ihr aufgerissen, denn in ihrer Familiengeschichte gab
es bereits frühere Fälle von Verlassenheit. So hatte sich ihr

Vater davongemacht, als Miriam vier Jahre alt war, der Groß-
vater war im Krieg gefallen und hatte die Großmutter mit drei
Kindern zurückgelassen. Miriam schien sämtliche nicht ge-
weinten Tränen aller von ihren Männern verlassenen Frauen
ihrer Familie inklusive ihrer eigenen auf einmal herausgeweint
zu haben.

Im ersten Teil habe ich schon einmal thematisiert, dass intime Beziehungen unsere verdrängten Ängste wieder auftauchen
lassen. Je intensiver und feuriger der Sex, desto heftiger platzen
die Blockaden auf, lösen sich Knoten, bröckeln Mauern und
setzen sich die darin gespeicherten Schmerzen und Ängste frei.
Das kann zu Panik, Übelkeit oder zu Gefühlsausbrüchen führen, in denen das alte Trauma wiederbelebt wird. Was immer
sich jahrelang im Körper verschanzt hat, kommt in der hellen
Gegenwart der Liebe ans Licht und wird bloßgelegt. Das ist der
Grund, warum so viele Menschen sich so schwer mit dem Loslassen tun. Sie wollen die unangenehmen Gefühle von früher
nicht noch einmal fühlen. Das ist allzu verständlich, denn welcher Mensch, der einmal zurückgewiesen, verlassen, ausgenutzt
oder missbraucht wurde, möchte die Gefühle noch einmal spüren? Damit Energie ungehindert fließen kann, müssen wir unsere tiefsten Ängste aber hochkommen lassen und alle damit
verbundenen Emotionen nochmals spüren. Das ist das Prinzip
der Heilung seelischer Wunden. Aus der Kraft unserer Mitte
heraus können wir die alten Verletzungen nun dem Heilprozess
überlassen, indem wir sie anschauen, annehmen, würdigen, die
damit verbundenen Gefühle nochmals durchleben und dann
aus unserem System verabschieden. Je nachdem, wie tief wir
verletzt worden sind, kann es Monate und Jahre dauern, bis

sich beim Sex alle Blockaden aufgelöst haben, die wir oft seit der Kindheit in unserem Körper in uns tragen.

Miriam und Pablo haben die Herausforderung angenommen. Sie wissen jetzt, wie ihre Liebe tiefer und intensiver werden kann, indem sie ihre Herzen Stück um Stück, Mal um Mal mehr füreinander öffnen. Sie bringen die nötige Geduld und Zeit auf, um genug Heilkraft durch ihren Energiekreislauf strömen zu lassen, und sie haben begriffen, dass die Energien sich im Körper erst nach einiger Zeit zu verändern beginnen. Deswegen lieben sie sich möglichst lange und können es inzwischen genießen, wenn sich die anfängliche Erregung legt, die Muskeln sich entspannen und die innere Erwartungshaltung einer größeren Offenheit weicht. Bei Männern verschwindet das dringende Bedürfnis, zu ejakulieren, nach etwa 20 Minuten. Erfahrungsgemäß erreichen die meisten Menschen den Gipfel ihres sexuellen Potenzials nach etwa einer Dreiviertelstunde des Liebesspiels. Der Liebeslehrer David Deida rät Paaren deshalb, zu Beginn der neuen Liebespraxis mindestens einmal pro Woche so lange Sex zu haben. Ich finde, um sich liebend zu heilen, darf man sich ruhig jede Woche einen ganzen Abend Zeit füreinander nehmen.

Miriam und Pablo jedenfalls fühlen sich inzwischen im Fortgeschrittenenstadium angekommen. Miriam bekommt zwar immer wieder Tränen in die Augen, wenn ihr Herz so offen ist, dass Liebe durch ihren Körper strömt, aber es sind meistens Tränen der Freude und der Dankbarkeit. Auch Pablo hat mit Miris Hilfe schon seine Wut und seine Trauer durchleben und seine ungestüme Wildheit in Milde und Weichheit verwandeln dürfen. Längst hat keiner von beiden mehr Angst um die Beziehung – im Gegenteil freuen sie sich auch nach drei Jahren jeden Tag aufs Neue aufeinander und feiern nach wie vor regelmäßig ihre Liebesfeste. Für mich ist es eine Freude, das Paar hin und wieder zu treffen und ihre Lebendigkeit zu genießen. Zwei Menschen, die gelernt haben, im Leben bewusst alles anzunehmen, was ihnen begegnet, ohne zurückzuschrecken oder sich zu verschließen. Sie können selbst dann noch offen bleiben, wenn der andere ihnen wehtut. Miriam sagt zum Beispiel: »Wenn Pablo mich mit seiner fordernden Art verletzt oder überfordert, kann ich angemessen darauf reagieren, indem ich weine und mich verletzt zeige. Früher hätte ich mich zurückgezogen und wäre im stillen Kämmerlein verbittert. Heute möchte ich mein Herz nie wieder verschließen. Ich möchte offen, lebendig, furchtlos und schutzlos bleiben, egal was passiert.«

Klingt das nicht wundervoll? Ich wünsche mir noch sehr viele Miriams und Pablos in dieser Welt! Weil die Offenheit eines einzelnen Herzens sich immer ansteckend auf die Herzen der Menschen auswirkt, mit denen es zu tun hat. Weil sich alles, was wir für unsere eigene Heilung tun, auf die ganze Welt auswirkt. Es gibt Dinge, die für den logisch denkenden Verstand nicht nachvollziehbar sind, und trotzdem sind sie wahr. Und sie werden mit offenem Herzen spürbar.

Natürlich bleibt es nicht aus, dass wir immer wieder in Egoismus, Selbstgefälligkeit, Neid oder Aggression zurückzufallen. Wir sind keine Götter. Aber wir können durchlässiger werden für göttliche Energien. Indem wir aufhören, uns zu verschließen, abzuschotten oder zu erstarren. Wir können offen bleiben, obwohl wir verletzt werden. Wenn uns etwas wehtut, schreien wir. Wenn wir Lust haben, stöhnen wir. Wenn uns etwas freut, lachen, singen oder tanzen wir. In dem Maße, in dem wir uns selbst heilen, wird das Leben als Ganzes geheilt. Die Stärke einer Person, die für ihre Wahrheit einsteht, kann zum Nutzen für die gesamte Menschheit sein. Miriam und Pablo, diese beiden beseelten Menschenwesen, haben Sex, um ihre Liebe zu feiern. Sie machen der Welt damit das größte Geschenk.

Wenn Sie sich von diesem Beispiel inspiriert fühlen, nun auch mit der neuen Liebespraxis zu beginnen, erlaube ich mir, Sie daran zu erinnern, dass Sie viel Zeit und Geduld dafür mitbringen sollten. Eine weitere vorteilhafte, aber nicht unbedingt notwendige Voraussetzung ist eine gute körperliche Verfassung. Wenn Sie krank, müde oder ausgebrannt sind oder sich in einer stressvollen Situation befinden, ist das nicht die beste Lebensphase, um in ein neues sexuelles Bewusstsein einzusteigen. Mit zunehmender Erfahrung wird Ihnen die neue Liebespraxis in Lebenskrisen zwar zu einer großen Energiequelle, zum Einsteigen rate ich Ihnen aber, eine etwas ruhigere Lebensphase zu wählen. Ein langes Wochenende, ein Kurzurlaub zu zweit, das mag schon genügen, um Ihnen einen ersten Geschmack davon zu vermitteln. Sorgen Sie auf jeden Fall dafür, dass Ihr Körper ausgeruht ist und Ihr Geist ruhig, aber nicht allzu träge.

Spirituelle Prozesse brauchen Energie, und die Entwicklung göttlicher körperlicher Liebe ist ein spiritueller Prozess. Sie sollten dabei sehr achtsam vorgehen, sich in jedem Augenblick Ihrer göttlichen Anbindung bewusst sein und die Unendlichkeit des Hier und Jetzt spüren. Die Weite des Augenblicks zu erfassen braucht zunächst Energie. Da diese Kraft nicht einfach so herbeigeflogen kommt, müssen wir dafür sorgen, dass sie uns zur Verfügung steht. Die gezielte Nutzung des Atems ist dafür eine gute Möglichkeit.

Der göttliche Liebesatem

Yogis, Gurus, Sporttrainer, Meditationslehrer und auch meine Wenigkeit hören nicht auf zu betonen, dass unser größter Kraftspender der Atem ist. Mit seiner Hilfe können wir Stimmungen beeinflussen, das Energieniveau anheben und die Lebenskraft gezielt durch den Körper lenken, wodurch alle Körperteile, Energiezentren und Organe mit Energie angefüllt werden. Außerdem zeigt der Atem an, wo wir gefühlsmäßig gerade stehen. Haben wir zum Beispiel Angst, wird der Atem flach, schnell und verhalten. Der Bauch zieht sich ein, wir atmen in die Brust, und unser Inneres verkrampft sich. Der Atem ist zugleich aber auch der Schlüssel, um Blockaden und Muskelverspannungen aufzulösen.

Gesundheitsphilosophien wie das Qigong oder der Weg des Yoga lehren uns, dass der Körper von natürlichen Energiebahnen durchzogen ist. Mit der erwähnten Technik des kreisenden Atems lassen wir die Lebens- und Sexualenergie auf diesen Bahnen so durch den Körper fließen, dass ein innerer Kreislauf entsteht. Diese zirkulierende Energie können wir je nach Bedarf steigern oder abmildern und so lenken, dass sie unsere körperliche, geistige und sexuelle Kraft erhöht und unsere Mitte stärkt.

Der sexuelle Energiekreis beginnt am Kopf und läuft an der Vorderseite des Körpers nach unten bis zu den Geschlechtsorganen und dann an der Wirbelsäule entlang nach oben wieder zum Kopf zurück. Ich empfehle Ihnen, es Miriam und Pablo aus dem

Beispiel nachzumachen und die im Folgenden detailliert beschriebene Übung zunächst als Trockenübung zu praktizieren,
um sich daran zu gewöhnen. Wenn Sie damit vertraut geworden
sind, können Sie auch beim Gehen und im Sitzen üben, im Büro,
an der Supermarktkasse, beim Autofahren, egal wo. Mit der
Zeit wird sich in Ihrer Körpermitte ein Gefühl der Stärke heraus-
bilden. Damit bringen Sie Kraft und Gelassenheit in Ihr Leben.
Und dieses Leben ist dann nicht nur beim Sex, sondern auch im
Alltag von Liebe getragen. Wenn Sie sich bereit fühlen, können
Sie die Technik dann auf Ihre Art direkt in Ihr Liebesspiel ein-
bauen. Damit können Sie Ihre genitalen Energien so lenken und
steuern, dass sich immer mehr Blockaden lösen und gleichzeitig
die Orgasmusenergie durch den gesamten Körper fließt. Verlo-
ckend, oder? Hier nun also die genaue Anleitung:

DAS SEXUELLE ATMEN

*Um den Atemkreislauf zum ersten Mal auszuprobieren,
legen Sie sich am besten auf den Rücken und winkeln die
Knie so an, dass beide Fußsohlen aufliegen. Das ist die
Position, in der Sie den Lauf der Energie besonders gut
spüren können. Der Mund bleibt während der gesamten
Übung geschlossen, Sie atmen also durch die Nase. Um den
Energiekreis zu schließen, sollte die Zungenspitze locker am
Gaumen hinter den Vorderzähnen anliegen – so wie Sie es
vielleicht vom Meditieren her kennen. Auch wenn Sie die
sexuelle Atmung später beim Sex praktizieren, sollte die
Zunge am Gaumen liegen, denn so bildet sie eine Brücke,*

und die Energie kann ungehindert durch den Kopf hindurch
und vorn am Körper wieder nach unten fließen.
Die Technik ist relativ einfach: Stellen Sie sich vor, dass Sie
den Atem beim Einatmen an der Schädeldecke beginnend an
der Vorderseite Ihres Körpers entlang nach unten in den sich
weitenden Bauch ziehen, lenken Sie den Atem bis hinunter
zu den Geschlechtsorganen. Erlauben Sie der Energie, den
gesamten Beckenbodenraum zu füllen. Spannen Sie dann
beim Ausatmen die Beckenbodenmuskulatur an, also
Geschlechtsorgane, Perineum und Anus, und lassen Sie die
Energie mit der Kraft des Ausatems an der Wirbelsäule
entlang nach oben fließen, und zwar bis zum Kopf und
durch den Kopf hindurch, bis Sie wieder an der
Schädeldecke beginnend einatmen.

Die Atemlenkung funktioniert durch eine Mischung aus Absicht und Vorstellungskraft – und sie wirkt! Wenn die Energie an der Vorderseite des Körpers nach unten fließt, werden sich alle dort liegenden Energiezentren angenehm und voll anfühlen. Beim Hochschnellen der Energie durch die Wirbelsäule können Sie spüren, wie sich Ihr Kreuz leicht durchdrückt. Wenn Sie mögen, können Sie sich dabei vorstellen, wie Licht durch den Wirbelkanal nach oben fließt, es kann auch sein, dass Sie die Energie wie einen heißen Glühfaden oder als ein Kribbeln empfinden.

Wenn Sie mit Energiearbeit noch gar nicht vertraut sind, mag die Übung am Anfang sehr kompliziert klingen, aber ich kann Ihnen versichern, dass sie Ihnen bald in Fleisch und Blut übergehen wird, vor allem, wenn Sie auch tagsüber immer wieder daran denken, den Atem so zirkulieren zu lassen. Mit der Zeit wird sich die unwillkürliche Anspannung im Beckenboden abschwächen und das bewusste Anspannen der Muskeln geht in eine innere Vorstellung über. Als Geübte oder Geübter unterstützen Sie das Aufsteigen der Energie durch den Wirbelkanal irgendwann nur noch mit der Kraft der Absicht.

Ihr größtes Problem beim Üben könnte tatsächlich das Anspannen des Beckenbodens sein, vor allem wenn Sie ein Mann sind. Frauen bekommen dies oft nach der Geburt eines Kindes beigebracht, wenn der Beckenboden wieder gestärkt werden sollte. Wenn Sie Yoga machen, kennen Sie es auch, und zwar unter der Bezeichnung *mula bandha*. Es ist der Muskelverschluss, der den Beckenboden versiegelt und damit verhindert, dass die Energie an der Körperbasis heraussickert und damit mehr oder minder vergeudet wird. Man zieht mit diesem leichten Anspannen den gesamten Beckenboden nach oben in Richtung Nabel.

Sie können die sexuelle Atmung als Ganzes immer dann anwenden, wenn Sie sich müde fühlen oder aus anderen Gründen einen Energieschub brauchen. Sie vitalisiert auch Ihren Sex. Bevor Sie die Technik mit dem Partner oder der Partnerin praktizieren, empfehle ich Ihnen, sie allein zu üben und dann einmal auszuprobieren, während Sie sich selbst sexuell stimulieren. Atmen Sie dabei zunächst nur kräftig und tief und lassen Sie den Atem wie oben beschrieben kreisen, ohne den Beckenboden anzuspannen. Wenn Sie sich dem Orgasmus nähern, lassen Sie nicht zu, dass sich die Energie entlädt und aus den Geschlechtsorganen herausfließt. Stattdessen spannen Sie den Beckenboden wie beschrieben an, ziehen ihn nach oben und lassen den Atem kurz vor dem Höhepunkt an der Wirbelsäule nach oben steigen, sodass sich die Orgasmusenergie in Ihren gesamten Körper entlädt. Sie werden sich wundern, welch süße Lustgefühle dabei in Ihnen aufsteigen! Ein solcher Ganzkörperorgasmus ist sehr viel lustvoller, energiereicher und deutlich intensiver als ein Genitalorgasmus. Er kann alle inneren Widerstände aus Ihnen herausfegen und das Licht der Liebe frei durch Ihren Körper fließen lassen.

Ganzkörperorgasmen sind unvergessliche Erfahrungen. Sie sind es, die die körperliche Liebe zu einer spirituellen Offenbarung werden lassen. Und es ist wahr, dass die hier beschriebene Atemtechnik dazu beiträgt, dass sich solche Erlebnisse in uns vollziehen können. Trotzdem ist und bleibt sie eine Technik. Damit sich guter Sex in göttlichen Sex verwandelt, braucht es mehr als kreisendes Atmen. Es braucht das Wissen um unseren vollkommenen göttlichen Kern, das Bewusstsein der eigenen Verbundenheit mit der inneren und der äußeren Welt, es braucht die Bereitschaft, sich vollkommen zu öffnen, den Mut, loszulassen und sich verletzbar zu zeigen. Vor allem aber braucht es die beiden großen Fähigkeiten des Vertrauens und der Hingabe.

Die magische Kraft aus der Mitte

Bevor ein Karatekämpfer zum Schlag ausholt, bündelt er alle Kraft in seiner Mitte. Bevor Mister Obama einen wichtigen Vortrag hält, sammelt er sich und atmet Energie in seine Mitte. Was immer es ist, das viel Kraft und volle Konzentration erfordert – es kann nur aus der eigenen Mitte heraus gelingen. Ich weiß nicht, warum viele Menschen der westlichen Welt so wenig Kraft in ihrer Mitte haben, ich weiß aber, dass die sexuelle Atmung diese Kraft aktiviert. Nur aus einer starken Mitte heraus haben wir den Mut, uns angstfrei körperlich und geistig zu entspannen. Nur dann entwickeln wir das Vertrauen, um loslassen zu können, nur dann sind wir fähig, uns vollkommen hinzugeben.

Für viele Menschen ist Hingabe die schwierigste aller Herzensqualitäten. Und sie wird so häufig missverstanden, vor allem von Frauen. Hingabe hat nichts mit Passivität, Abhängigkeit, Unterordnung oder gar Unterwürfigkeit zu tun. Wahre Hingabe wird nicht aus Schwäche, sondern aus Gelöstheit und Stärke geboren. Wir müssen stark sein, um vertrauen, loslassen zu können und uns hinzugeben. Echte Hingabe ist wichtig im Prozess des Transzendierens. Wir geben dabei bewusst unseren Willen, unsere Vorstellungen auf und übergeben unser Selbst einer Sache, die größer ist als wir. Im Zustand der Hingabe begreifen wir, dass die Energie, die im Universum zirkuliert, genau dieselbe ist wie die, die in unserem Körper kreist. Sich vertrauensvoll in diesen Kreislauf hineinzuentspannen, ohne zu wissen, was auf uns zukommt, das ist Hingabe.

Je stärker die Kraft der inneren Mitte, desto besser kann die Angst vor dem totalen Loslassen verschwinden. Die innere Abwehr dagegen, mit dem Urstrom zu fließen, lässt nach. Letztlich geschieht bei der sexuellen Hingabe nichts anderes als die totale Öffnung für die kosmische Liebesenergie, mit der wir die Fülle des Lebens tanken. Doch um in diesen Prozess einzutauchen, müssen beide Liebespartner innerlich stark und standfest sein.

Vor einigen Jahren habe ich eine junge Lehrerin, Martine, über ein Jahr lang durch eine Lebenskrise begleitet. Martine war bis über beide Ohren in Leo verliebt, einen hübschen Uhrmacher mit dunklen Rastalocken. Sie war hingerissen von seinem Charme und seinem Aussehen und fest entschlossen, den Rest ihres Lebens mit ihm zu verbringen. Allerdings gab es ein Problem, das im Liebesalltag des Paares zunehmend für Spannung sorgte. Martine hatte Orgasmusprobleme. »Leo ist sehr zärtlich, ich genieße den Sex mit ihm durchaus, aber ich kann einfach nicht kommen«, klagte sie mir bei unserem ersten Gespräch. Sie schob ihre Schwierigkeit auf ihr mangelndes Urvertrauen zurück. Sie war kurz nach der Geburt wegen eines Herzfehlers operiert worden und musste viele Wochen von der Mutter getrennt im Krankenhaus verbringen. Als ich Martines Geschichte hörte, fand ich ihre Erklärung durchaus einleuchtend, aber ich erlaubte mir trotzdem, sie nach ihrer Liebesbeziehung zu Leo zu fragen. »Glaubst du wirklich, dass nur dein Kindheitstrauma schuld an deinem Sexproblem ist?«, wollte ich wissen, »Kann da nicht noch etwas anderes im Spiel sein?«

Doch Martine war davon überzeugt, die Ursache für ihre sexuellen Probleme gefunden zu haben. Typisch Frau, dachte ich, wir suchen die Schuld immer zuerst bei uns selbst. Da es bei Orgasmusproblemen aber nicht um Schuld geht, sondern um Ursachen, bat ich Martine, mir etwas über Leo zu erzählen. Und dabei trat ein ganz neuer Aspekt zutage: Der hübsche Leo steckte in massiven finanziellen Schwierigkeiten. Er hatte für seinen Uhrmacherladen einen Kredit aufgenommen, doch seine Einnahmen reichten gerade eben, um die Miete für den Laden und die Kreditraten zu zahlen. Um seine Lebenshaltungskosten zu reduzieren, war er inzwischen in Martines Zweizimmerwohnung eingezogen. »Und wer bezahlt euer Leben? Essen, Trinken, Restaurantbesuche?«, hakte ich nach. »Eigentlich ich«, kam es kleinlaut von Martine, »Ich möchte Leo über seine schwierige Zeit hinweghelfen, bis es mit seinem Laden besser läuft. Dafür sind Partner doch da – oder?«

Für mich war inzwischen klar, wo Martines Probleme zu suchen waren. Sie hatte kein Vertrauen in Leos Stärke. Nicht, dass sie ihm Unehrlichkeit unterstellt hätte – nein, Martine vermisste in Leo den verlässlichen Partner, der fähig war, ihr Halt zu geben und sie aufzufangen. Sie konnte sich Leo beim Sex nicht voll und ganz hingeben, weil sie in ihm den starken Gegenpart nicht spüren konnte. Die Geldprobleme hatten Leos Selbstbewusstsein offenbar so sehr geschwächt, dass ihm die Kraft der inneren Mitte abhandengekommen war. Genau die aber wäre vonnöten gewesen, damit Martine sich beim Sex hätte fallen lassen können. Ein Liebespartner ohne inneres Standing, ohne maskuline Zielsetzung im Leben macht es für eine Frau schwer, sich vollkommen zu öffnen. Sie muss sich auf die Integrität des Geliebten verlassen können, und er muss in der Lage sein, mit ihrer Lust, ihrer Kontrollaufgabe und ihren aufbrandenden Gefühlswellen umzugehen. Das ist es, was ich meine: Um beim Liebesspiel in göttliche Dimensionen vorzudringen, braucht es zwei Liebespartner, die ihrer eigenen Sexualität vertrauen und die beide kraftvoll aus ihrer Mitte heraus agieren.

Die Geschichte dieses Liebespaares nahm übrigens eine bemerkenswerte Entwicklung, die ich Ihnen nicht vorenthalten möchte. Nachdem Martine erkannt hatte, dass die Ursache für ihre sexuellen Probleme im Ungleichgewicht ihrer Beziehung lag, war sie entschlossen, das Thema anzupacken. Kurzerhand bat sie Leo um eine Aussprache und erklärte ihm, dass sie eine gemeinsame Zukunft auf der bisherigen Basis nicht mehr sehe. Sie liebe ihn nach wie vor, wolle ihn aber nicht länger finanziell durchziehen. Leo, dessen Herz ebenso an seiner Uhrmacher-werkstatt wie auch an Martine hing, sah sich plötzlich vor eine harte Entscheidung gestellt. Er war gezwungen, einer unbeque-men Wahrheit ins Auge zu sehen. Er musste sich eingestehen, dass sein Traum von der Selbstständigkeit mit einem eigenen kleinen Geschäft nicht realisierbar war. Kurz entschlossen ver-kaufte er den Laden und konnte damit einen Großteil seiner Schulden zurückzahlen. Trotzdem stand Leo damit noch lange nicht auf sicheren eigenen Beinen. Damit er sich eine eigene Existenz aufbauen konnte, würde er in eine größere Stadt zie-hen müssen. Also vereinbarten Martine und Leo eine einjährige Beziehungspause, danach wollten sie weitersehen.

Und siehe da, die Bewährungsprobe funktionierte. »Als ich Leo nach einem Jahr wiedersah, war er vollkommen verwan-delt«, erzählte Martine mit glänzenden Augen. »Er ist ein rich-tiger Mann geworden.« Leo hatte eine Stelle in der Manufaktur eines großen Uhrenherstellers in einer 200 Kilometer entfernten Stadt angenommen, lebte in einer lustigen Männer-WG und hatte wohl auch die eine und andere Affäre. Nach dem ersten Treffen mit Martine blühte jedoch die alte Liebe sofort wieder auf, und es bestand kein Zweifel, dass sie wieder ein Paar wür-den, jetzt allerdings auf der Basis einer Wochenendbeziehung. Martine wollte einen Versetzungsantrag in eine Schule in Leos neuem Wohnort stellen, aber ob und wann der Antrag geneh-migt würde, stand in den Sternen.

Und die entscheidende Frage: Wie gestaltete sich der Sex? »Göttlich«, sagt Martine, »einfach nur göttlich.«

Damit sie nicht gleich wieder ins alte Fahrwasser gerieten, hatte ich Leo und Martine vorgeschlagen, zunächst Karezza zu praktizieren. Das ist eine nicht orgasmische Form des Liebesspiels, bei dem die Partner sich stundenlang liebkosen und sich, ganz den Regeln der Achtsamkeit hingegeben, von Moment zu Moment bewegen, ohne Vorstellung, was als Nächstes folgen würde. Anders als beim Slow Sex wird beim Karezza der Orgasmus von vornherein ausgeschlossen. Dadurch wird eine übermäßige Stimulation automatisch vermieden. Der Erregungspegel bleibt gleichmäßig auf einem niedrigen Niveau, der Atem ist tief und kräftig, aber es wird keine bestimmte Atemtechnik favorisiert. Auf Martine wirkten die Liebesabende, als würde in ihr ein Schalter umgelegt. Sie konnte sich wunderbar entspannen und sich Leos Zärtlichkeiten hingeben.

Nach einer Zeit aber wollten beide mehr. Karezza, darüber waren sie sich einig, war in einer Wochenendbeziehung auf Dauer nicht praktikabel. So begannen beide, jeder für sich, den sexuellen Atem zu praktizieren. An einem langen Wochenende, das sie sich dafür ausgesucht hatten, verabredeten sie sich dann zu einer spirituellen Liebeszeit in Martines Wohnung. »Ich hatte mein Schlafzimmer in einen Sinnestempel verwandelt«, erzählte Martine, »mit Saristoffen am Fenster und über dem Himmelbett, Rosenblüten, Liebesölen und allem drum und dran.«

Leo war inzwischen durch Karezza und die sexuelle Atmung zu einem Liebhaber mit guter Körperbeherrschung herangereift, dem es offensichtlich gelang, über lange Zeit hinweg ein hohes Energieniveau aufrechtzuerhalten und dabei entspannt und offen zu bleiben. Sie liebten sich mehr als eine Stunde lang. Als Martine kam, öffnete sich ihr der Himmel. Zum ersten Mal in ihrem Leben konnte sie wirklich spüren, wie sich grenzenlose Weite anfühlt. »Ich war bei den Engeln. Jetzt weiß ich, dass es sie gibt.«

Ich habe nicht erfahren, wie es bei den beiden weiterging, aber ich darf annehmen, dass Martine ihr Problem gelöst hat. Jedenfalls landete vor nicht allzu langer Zeit ein Strauß Rosen bei mir, mit einer Karte, auf der nur zwei Worte standen: »Danke! Martine.«

Danke – so einfach und so angemessen. Ich kenne Menschen, die sich nach jedem Orgasmus bei ihrem Partner bedanken. Für das Geschenk der Offenheit, der Hingabe, des Vertrauens. Für die Möglichkeit, durch den eigenen Körper Liebe erfahren zu dürfen. Das ist etwas, das wir immer steigern können: die Intensität von Liebe und die Wahrnehmung des Augenblicks.

Raus aus der Ejakulationsspirale!

Wenn Sie als Mann diesen Zwischentitel lesen, wird Ihnen vielleicht klamm ums Herz. O je, jetzt will sie uns auch noch das Ejakulieren madig machen! Keine Angst, meine Herren, mir geht es nicht um den Vorgang an sich. Ich bitte Sie hiermit offiziell und inständig, auch weiterhin wunderbare Kinder zu zeugen und damit den Fortbestand der Erdbewohner zu sichern. Was ich vielmehr anspreche, ist die unter Männern verbreitete Sucht, der Ejakulation ständig hinterherzujagen.

Ja, ich meine es tatsächlich so: Es gibt Orgasmen ohne Ejakulation – das können sich die meisten westlich erzogenen

Männer einfach nicht vorstellen. Und wenn Sie ehrlich sind, liebe Männer, dann wollen Sie es auch nicht. Lust und Entladung sind ein und dasselbe, und so soll es auch bleiben, oder? Erklärt man allerdings, dass es tief befriedigenden Sex gibt, der Sie als Mann hinterher nicht glücklich erschöpft einschlafen lässt, dürften Sie vielleicht doch aufhorchen. Sobald Sie den Jahren des Sturm und Drang entwachsen sind und die körperliche Fitness allmählich nachlässt, beginnen Sie sich aus rein körperlichen Gründen für weniger kraftraubende Alternativen zu interessieren. Theoretisch können sich natürlich auch Männer in ihren Zwanzigern mit der Idee eines Orgasmus ohne Ejakulation auseinandersetzen. Der junge Uhrmachermeister Leo ist das beste Beispiel dafür. Aber die Erfahrung zeigt, dass der Mensch nur selten etwas ohne innere Motivation tut. Für das Gros der Männer wird das Thema erst interessant, wenn der Testosteronspiegel seinen Höhepunkt nachweislich überschritten hat. Die sinkenden Hormonspiegel stimmen ihn milder und einsichtiger, und so ist er eher bereit, seine Vorstellung von Männlichkeit etwas zu reflektieren.

Wie gesagt, sind wir daran gewöhnt, beim Sex die Geschlechtsorgane zu stimulieren. Das bringt die sexuelle Energie zwar in Schwung, aber sie wird dabei stetig ansteigen, bis sie einen Punkt überschreitet, an dem sie kaum mehr auszuhalten ist. Dieser Zustand ist nicht mehr zu ertragen, und so setzt man die Energie in einem Orgasmus frei. Dabei fließt die zuvor aufgebaute Kraft nach unten aus dem Körper heraus.

Einige Seiten zuvor habe ich schon einmal angedeutet, dass Sie bei der Liebe auf göttliche Art lernen, sehr viel höhere Lustpegel auszuhalten. Durch das sexuelle Atmen erhöhen Sie die

Energie auf ein Niveau, das den gesamten Körper erfasst und erfüllt, ohne dass sie den Körper verlässt. Tief atmen und gleichzeitig entspannen – das sind die beiden wichtigsten Techniken, die Sie einsetzen können, um eine Ejakulation hinauszuzögern oder sogar ganz darauf zu verzichten, und zwar ohne etwas zu vermissen oder dem Körper irgendeinen Zwang anzutun. Ihr Lusterlebnis bleibt Ihnen dabei ohnehin erhalten, es wird wie gesagt sogar gesteigert, und Sie können Orgasmen erleben, die im gesamten Körper implodieren. Ihre Kraft bleibt nicht nur bei Ihnen, Sie werden sich anschließend sogar vitalisiert fühlen.

Das Verlangen zu ejakulieren, heißt es, sei in den ersten zwei bis zehn Minuten nach der Penetration am stärksten. Deswegen hier der Rat an Sie als Mann, in dieser Phase des Liebesspiels immer wieder den sexuellen Atem kreisen zu lassen, um den Erregungspegel auf einem gleichmäßigen Niveau zu halten. Experimentieren Sie mit Ihrer Erregbarkeit. Lassen Sie sich von Ihrer Geliebten mit Ganzkörpermassagen verwöhnen, die Ihre Sexualenergie in alle feinen Energiekanäle Ihres Körpers verteilt. Wenn Sie als Frau Ihren Geliebten massieren, seien Sie kreativ und kitzeln, beißen, knabbern oder streicheln Sie alle wichtigen Energiepunkte wie Ohren, Mund, Brustwarzen, Bauch, Steiß, Perineum – probieren Sie alles aus, um seinen gesamten Körper zu sexualisieren. Lassen Sie bei Ihren Massagestrichen seine Genitalien zwar nicht aus, aber schenken Sie ihnen auch keine übermäßige Aufmerksamkeit, sodass die Fixierung Ihres Geliebten auf das Genital von allein nachlässt.

Nachtrag für den Mann: Selbstverständlich sind und bleiben Sie als Mann jederzeit Herr über Ihre Ejakulation. Auch in der spirituellen Sexualität bleibt es Ihnen unbenommen, Ihre männlichen Gaben zu verschenken, so oft Sie es für richtig halten. Manche Männer möchten einmal die Woche ejakulieren, andere einmal im Monat oder zweimal im Jahr. Immer ist dies eine bewusste Entscheidung. Ich möchte hier nur aufzeigen, dass der Drang zum häufigen Ejakulieren oft einen gewohnheitsmäßigen, suchtartigen Charakter annimmt. In der hohen Form einer bewussten Sexualität können Sie dies auflösen.

Die drei weiblichen Höhepunkte

Junge Menschen können sich heute kaum noch vorstellen, dass es vor 40, 50 Jahren noch so etwas wie einen richtigen und einen falschen weiblichen Orgasmus gab. Aus männlicher sexualpsychologischer Sicht zumindest. Beim richtigen Orgasmus war natürlich der Penis im Spiel, beim falschen wurde nur die Klitoris stimuliert, und dafür brauchte es kein männliches Dazutun. Dass die Frauenbewegung diese Paradigmen auflösen wollte, war nur recht und billig. Allerdings fiel den Feministinnen nichts Besseres ein, als den Spieß einfach umzudrehen. Ich meine mich an einen Artikel in einer feministischen Zeitschrift zu erinnern, in dem die Frauen mehr oder minder direkt aufgerufen wurden, aus politischen Gründen beim Sex nur noch klitorale Orgasmen zu bekommen. Vor allem lesbische Paare sollten einander nicht mehr vaginal befriedigen.

Ist es nicht wunderbar, dass wir diese Zeiten hinter uns haben und kommen dürfen, wie wir wollen? Allerdings scheint mir auf dem Gebiet der orgasmischen Freude noch einiges an Aufklärungsbedarf zu herrschen. Oder hätten Sie gewusst, dass es rein anatomisch betrachtet drei weibliche Orgasmen gibt? Neben dem klitoralen und dem vaginalen Orgasmus existiert als dritte Variante der Muttermundorgasmus. Vermutlich haben Sie das Wort noch nie gehört, aber ich bin mir sicher, dass Sie sich darunter etwas vorstellen können.

Fast immer handelt es sich bei den ersten Orgasmen einer Frau um klitorale. Das sind die schnell erreichbaren, aber flachen Höhepunkte, zu denen die meisten Frauen fähig sind. Diese als Schmetterlingsorgasmen viel zitierten Höhepunkte schenken im Genitalbereich ein paar Sekunden intensiver Lust und orgastischer Wellen, um dann ebenso schnell wieder abzuebben. Während der Stimulation wird der Atem immer schneller, um kurz vor dem Höhepunkt angehalten zu werden, während der Körper sich anspannt, um in den Orgasmus hineinzuexplodieren. Ich glaube, dass Frauen die schönsten Klitorisorgasmen mit sich selbst erleben, beim Masturbieren mit dem Vibrator, mit der Hand, womit auch immer. Im Laufe eines schönen Liebesakts können ohne große Anstrengung mehrere solcher Genitalorgasmen entstehen, aber das erhebende Gefühl des »großen O« wird dabei eher nicht erlebt. Das ist den beiden nächsten Varianten vorbehalten.

Der Vaginalorgasmus fühlt sich tiefer und offener an, wir brauchen auch länger, um ihn zu erreichen, aber dafür reagieren wir mit Wellen tiefer, hingegebener Lust. Das Stöhnen ist nicht spitz und hell wie bei den klitoralen Höhepunkten, wir geben eher lang gezogene, tiefe, offene Laute von uns. Um vaginale Orgasmen zu erreichen, muss oft der G-Punkt stimuliert werden, der sich an der Vorderwand der Vagina etwa fünf Zentimeter hinter dem Scheideneingang befindet (auch wenn einige moderne Mediziner seine Existenz anzweifeln). Manche Frauen reagieren darauf stark, andere weniger, bei einigen Frauen ist der G-Punkt klar umrissen als etwas raueres, schwammartiges Gewebe, bei anderen ist er kaum auszumachen.

Wie bereits angedeutet, sind auch im Vaginalgewebe der Frau viele emotionale Rückstände gespeichert. Die Frustrationen durch schlechte Liebhaber, die Demütigungen durch sadomasochistische Liebespraktiken und andere Erlebnisse aus dem Schattenbereich der Sexualität. Traumata nach Missbrauch oder Vergewaltigungen – alles kann hervorbrechen, wenn das samtige Innere der Vagina und der G-Punkt durch eine liebevolle Massage vom Partner aufgeweicht werden. So kann es also geschehen, dass Sie als Frau plötzlich wütend werden, Angst bekommen oder von einer unerklärlichen Trauer befallen werden. Um die Emotionen und die damit verbundenen Erinnerungen zu heilen, sollten Sie unbedingt in Ihre Gefühle hineinatmen und sie zulassen. Wenn Sie also schreien oder weinen oder um sich schlagen möchten, tun Sie es. Nehmen Sie alles wahr, und fühlen Sie hinein, denn das ist Ihre Chance, die alten Verhärtungen abzubauen, während der Partner nicht aufhört, sanft und sensibel Ihren G-Punkt zu massieren. Heilung sexueller Verletzungen beginnt immer mit dem Weiter- und Hineinatmen in die Empfindungen bei gleichzeitiger Entspannung. Lassen Sie die alten Gefühle Ihr Herz und Ihren Körper ein letztes Mal durchströmen, damit sie für immer aus Ihrem System verschwinden können. Eigentlich erklärt sich von selbst, dass solche Erlebnisse eher nicht bei einem One-Night-Stand mit einem Fremden möglich sind. Die Frauen, die ich kenne, erleben vaginale Orgasmen nur mit einem

Mann, den sie gut genug kennen, um ihm restlos vertrauen und sich hingebungsvoll öffnen zu können.

Der göttliche kleine Tod

Der Muttermundorgasmus ist die tiefste und zugleich erhabenste Orgasmuserfahrung, die eine Frau haben kann. Er ist das Tor zu tiefen spirituellen Offenbarungen, zu wahrhaft göttlichem Sex. Wenn es möglich ist, sich durch körperliche Liebe mit dem Kosmos zu vereinigen, dann durch diese grenzenlose Öffnung und Hingabe. Es ist schon eigenartig: Selbst wenn nicht spirituelle Frauen diese im Grunde kaum beschreibbare Erfahrung in Worte zu fassen versuchen, wird ihr Ton fast andächtig, und sie sprechen von einer heiligen Erfahrung. Ich freue mich mit jeder Frau, der die Gnade dieses Erlebens zuteil wird, denn ich weiß, es ist ein Geschenk des Himmels. Wer einmal ein solches Erlebnis hatte, wird es niemals vergessen und alle anderen Liebeserfahrungen daran messen. Nach vielen sehr offenen Gesprächen mit Frauen habe ich die Überzeugung gewonnen, dass nur wenige einen Muttermundorgasmus erlebt haben, und wenn, dann hüten sie die Erinnerung daran wie ein kostbares Geheimnis.

Dieser Orgasmus wird, wenn überhaupt, erst nach einem langen Liebesspiel möglich, dem vielleicht einige klitorale und vaginale Orgasmen vorausgehen. Nur ein ganz und gar sinnlich eingestimmter und weicher Frauenkörper ist bereit, total loszulassen und den Geliebten bis zum Muttermund tief in sich aufzunehmen und sich grenzenlos offen der Liebe hinzugeben. Wenn Sie ein Mann sind, stellen Sie sich vor, dass sich Ihr Penis in diesem Augenblick weit über seine Größe hinaus ausdehnt und die Frau über Muttermund und Gebärmutter hinaus bis ins Herz und in den Kopf durchdringt. Wenn Sie ein spiritueller Mann sind, stellen Sie sich vor, dass die Liebe Ihres Körpers die Frau über deren Scheitelchakra hinaus mit den kosmischen Energiefeldern verbindet. Verharren Sie so eine Weile still, um zu spüren, wie Ihre beiden von Liebe durchdrungenen Körper göttlich verschmelzen.

Der berühmte kleine Tod, den wir beim Muttermundorgasmus erleben, ist die lustvollste Möglichkeit, reines Bewusstsein zu spüren – genau den unsterblichen Teil in uns, der bleibt, wenn wir unseren Körper verlassen. Im Grunde nimmt man mit dem kleinen Tod den großen Tod vorweg, es ist ein bisschen wie Sterben-Üben. Die Weite des Raumes spüren, in der Endlosigkeit des Seins vergehen – dorthin kann ein kosmischer Orgasmus uns führen. Er überwindet die Urangst, sich im großen Ganzen aufzulösen. Nicht von ungefähr denken wir nach einem solchen Höhepunkt: Jetzt könnte ich sterben. Ich habe das Höchste erlebt, das man auf Erden erleben kann.

Nachtrag für die Frau: Auch wenn Sie in Ihrem Leben nur einen einzigen kosmischen Orgasmus erfahren sollten, bedeutet das nicht, dass Sie danach keine Freude am Lieben mehr haben können. Im Gegenteil – Sie werden in Ihrer sexuellen Laufbahn noch viele lustvolle, kleine, spitze Klitoralorgasmen und wunderbar tiefe, satte Vaginalorgasmen genießen können. Und auch auf die Gefahr hin, dass ich mich wiederhole: Liebestechniken wie das sexuelle Atmen mögen Sie durchaus dabei unterstützen, ekstatische Zustände zu erreichen. Doch den Himmel berühren Sie erst, wenn auch Vertrauen und Hingabe Ihrem Herzen entspringen.

Ekstase – ein paradiesischer Ausnahmezustand

Auf der Leiter der göttlichen Liebesempfindungen haben wir inzwischen die höchste Stufe erreicht. Wir sind angekommen, bei ekstatischen Zuständen. Sexuelle Ekstase, die höchste vom Menschen erreichbare Glückseligkeit, entsteht, wenn die Energie so stark wird, dass die Wellen der Erregung die Ich-Grenzen durchdringen und überschreiten. Dann geraten wir in einen psychischen Ausnahmezustand. Wir verlassen die vertraute Welt, unser Alltagsbewusstsein reißt auf, und wir gelangen in einen Bereich, in dem wir anders wahrnehmen. Neue Dimensionen des Empfindens und neue Horizonte eröffnen sich, wir tauchen in eine höhere umfassende Wirklichkeit, in der es keine Zeit mehr gibt und wir uns in einem Raum von Stille und Frieden erleben. Da sind wir dann endlich nicht mehr getrennt vom Ganzen, die schmerzvolle Dualität löst sich auf, kein Gut, kein Böse, kein Schwarz oder Weiß, alles ist eins, und wir erkennen dies als die Wahrheit hinter der Wirklichkeit.

Ekstase bringt uns in ein Gefühl der Leere, und Leere entsteht, wenn sich die höchste maskuline Kraft, also das reine Bewusstsein, mit der höchsten femininen Kraft, der bedingungslosen Liebe, vereint. Es ist müßig, das Gefühl der Leere beschreiben zu wollen, das während der sexuellen Vereinigung entsteht, es ist nur direkt zu erfahren. In der Ekstase wird für uns zur Gewissheit, dass wir nie von der Quelle getrennt waren und dass sie uns immer nährt.

Dem von mir sehr verehrten, 1931 geborenen, heute in Kalifornien lebenden tschechischen Arzt, Medizinphilosoph und

Psychiater Stanislav Grof ist zu verdanken, dass heute Menschen, die in psychische Ausnahmezustände geraten, nicht sofort in einer psychiatrischen Klinik landen. Grof, einer der großen Pioniere der Grenzwissenschaften, hat die klassische Psychologie um ihren transpersonalen Aspekt bereichert, der auch religiöse und spirituelle Erfahrungen einbezieht. Damit wurde die Erfahrung einer Realität, die hinter unserer alltäglichen lebt, in gewisser Weise wissenschaftlich sanktioniert. Zu Beginn seiner Forschungen hat Grof seine Patienten mit psychedelischen Drogen wie LSD in Ausnahmezustände versetzt, heute wendet er dazu eine Atemtechnik an, die er holotropes Atmen nennt – eine bewusst herbeigeführte Hyperventilation. Damit bringt er seine Patienten unter fachlicher Anleitung in befreiende Ekstasezustände, in denen sich uralte Traumata auflösen. So können die Patienten zum Beispiel die Stadien ihres Geburtsvorgangs körperlich nachempfinden und Blockaden auflösen, die ihr Leben zuvor negativ geprägt haben. Manche Teilnehmer fühlen sich bei den Gruppensitzungen, die Grof und die von ihm ausgebildeten Therapeuten veranstalten, in frühere Leben zurückversetzt, wieder andere erleben spontane Selbstheilungsvorgänge in meditativer Versenkung.

Grof, dessen Lebenswerk darin besteht, außergewöhnliche Bewusstseinszustände zu Heilzwecken einzusetzen, behauptet, unsere Alltagsverfassung sei ein Schrumpfzustand, gerade so, als würde ein Klavierspieler nur drei Tasten benutzen. Jeder Mensch habe den Drang nach Verwirklichung seines menschlichen Potenzials, doch solange er sich immer nur im Alltagsbewusstsein bewege, habe er dazu keine Chance. Grof ermöglicht seinen Patienten sogenannte transpersonale Erfahrungen – also

Erlebnisse, die Raum und Zeit des eigenen menschlichen Lebens überschreiten.

Inzwischen unterscheidet Grof zwischen drei unterschiedlichen Ekstasezuständen:

➤ der ozeanischen oder apollinischen Form, die Zustände von Gelöstheit, Freude und tiefe Ruhe erzeugt. Man empfindet sich als eins mit der Natur, mit dem Göttlichen und der kosmischen Ordnung. Innerer Frieden, seelische Weite und mystische Erfahrung stellen sich ein. In diesem Zustand entstehen beispielsweise bedeutende Musikstücke, Bilder und Bücher.

➤ der vulkanischen oder dionysischen Form, die etwas Wildes und Aggressives freisetzt – eine animalische Energie, bei der sich der Körper windet und von Gefühlsexplosionen mitreißen lässt. Unter anderem erfahren Schamanen diese Form mithilfe psychotroper Pflanzen.

➤ der erleuchteten oder promethischen Form, die im Hinduismus als die höchste Stufe der Ekstase gilt, weil sie in Samadhi, also zur Erleuchtung führt. Nach einer Phase von Sehnsucht und Suche erfährt die Person eine plötzliche Lösung oder Erkenntnis. Gefühle enormer Befreiung und tiefe Einsichten stellen sich ein. Geniale Erfindungen, Visionen und Prophezeiungen sind auf diesen Zustand zurückzuführen.

Mit Grofs Forschungen verbindet sich für uns eine fantastische Nachricht: Wenn Mann und Frau sich göttlich lieben, können sie in den Genuss all dieser drei Variationen von Ekstase kommen, die durchaus ineinander übergehen können. Je nach Bewusstsein und augenblicklicher Verfassung kann sich die Erfahrung einstellen, zart in himmlischer Ruhe zu schweben wie

Nebelschwaden in der Morgensonne. Oder es kommt zu tiefen, erdbebengleichen Erschütterungen wie bei einem Vulkanausbruch. Oder man kommt mit einer tiefen Einsicht, einer Idee aus den Sphären der Liebe, zurück. Wie auch immer sich ein solcher Zustand auswirken mag – in jedem Fall wirkt er lange nach, manchmal ein Leben lang. Oft ist diese Nachwirkung von einer intimeren und bewusster erfahrbaren Qualität als die Ekstase selbst. Eines aber ist sie ganz gewiss: unvergesslich!

Solche Zustände sind nicht nur dem Liebesakt vorbehalten, sondern auch in der Meditation, beim Tanz und in vielen Grenzsituationen möglich. Unser Inneres sehnt sich so sehr nach dieser Entgrenzung, nach der Einheitserfahrung, von der Mystiker unterschiedlicher Religionen berichten. Allerdings hat man uns von klein auf spontane Ausbrüche von Ekstase ausgetrieben. Für Außenstehende sind sie tatsächlich nur schwer auszuhalten, und generell sind sie etwas Unkontrollierbares. Fröhliches Ausgelassensein wurde und wird daher oft genug diszipliniert, stattdessen werden nicht nur Kinder mit den Banalitäten der Unterhaltungsindustrie zugeschüttet und ihre Sinne abgestumpft. Doch die Sehnsucht bleibt, und da wir uns zu selten in meditative Verzückung versetzen und kaum mal göttlichen Sex haben, suchen wir mehr oder minder unbewusst nach den gängigen Ersatzekstasen. Im Drogenrausch mit Ecstasy, beim Trancedance in der Disco, im Blutrausch eines Stierkampfs, bei fanatischen Autorennen, Gewaltexzessen, halsbrecherischen Abenteuern, entfesselnden Massenekstasen wie dem Heavy-Metal-Festival von Wacken oder der Love-Parade – so mancher fehlgeleitete Versuch, den Himmel zu erreichen, endete schon in der Hölle.

Um spirituelle Ekstase, wodurch auch immer ausgelöst, zu erfahren, braucht es also immer einen geschützten Raum. Ich werde nie die Session in einer Methode namens Haki flow vergessen, die ihr Erfinder, der Musiker und Körpertherapeut Harald Kitz, mir in einem Wellnesshotel in der Steiermark gab. Ich lag rücklings in einem mit körperwarmem Wasser gefüllten Pool, Ohren unter Wasser, eine Klemme verschloss mir die Nasenlöcher, sodass ich nur durch den Mund atmen konnte. Ich wurde mit sanften Bewegungen massiert, durchs Wasser gezogen, gestreckt und gedreht, bis mir die Sinne schwanden und ich wortwörtlich abtauchte. Ich schwebte wohl eine Dreiviertelstunde in Sphären unendlicher Stille, Bilder tauchten auf, und mir wurde eine tiefe Erkenntnis zuteil. Irgendwann löste sich aus der Tiefe meines Bauches ein Urlaut – ein unendlich langes, tiefes »Aooooum«, das als Echo in der Bergwelt verhallte.

Harald Kitz, ein Meister in der Führung und Begleitung ekstatischer Ausbrüche, kennt alle Formen der Ekstase. Immer geht so eine Sitzung mit bemerkenswertem Ernst einher. Das Scherzen und Lachen vergehen schon nach den ersten Minuten, jede Leichtfertigkeit hört auf, wenn die Tiefen des Seins aufschimmern.

Ich möchte Ihnen nun eine Massagetechnik vorstellen, mit deren Hilfe Sie Ihrem Partner oder Ihrer Partnerin ohne körperliche Vereinigung ekstatische Erfahrungen schenken können. Viele Menschen haben beim Liebesspiel Probleme, sich gleichzeitig auf die eigene Lust und auf die Lust des Partners zu konzentrieren. Die sexuelle Massage löst dieses Problem auf geniale Weise, indem einer immer der Gebende und der andere der

Nehmende ist. Durch die klare Rollenaufteilung wird bewusst vermieden, mit dem Partner zu verschmelzen oder sich in ihm zu verlieren. Jeder bleibt in seiner eigenen Mitte zentriert.

Die sexuelle Massage ist eine Ekstasetechnik, bei welcher der oder die Nehmende in der eigenen Lustenergie badet, sich vollkommen hingibt und eine enorme Bandbreite sexueller Empfindungen genießen kann. Das Ziel besteht nicht darin, eine Erregung herbeizuführen, die in den Orgasmus mündet, sondern jede Stelle und jede Zelle des Körpers mit sexueller Energie aufzuladen und orgiastische Zustände zu erreichen. Alles kann, nichts muss. Manchmal ist die Massage erregend, manchmal nicht, manchmal bekommt der Mann eine Erektion, manchmal lässt sie nach. Manchmal hat die Frau einen Orgasmus, manchmal nicht. Lust und Erregung verlaufen in Wellen, aber all das ist nebensächlich bei dieser Massage, es geht in erster Linie darum, den gesamten Körper lebendig zu machen, ihn aufzuwecken und so zu sexualisieren, dass jeder Teil eine erogene Zone wird. Das haben viele Menschen so noch nie erlebt: Bei der sexuellen Massage werden alle Körperteile, auch die Geschlechtsteile, gleichmäßig und energetisch hochintensiv berührt – ohne das Ziel eines Orgasmus. Wie auch beim Lieben mit dem sexuellen Atem ist man energetisch stark aufgeladen und gleichzeitig entspannt.

DIE MASSAGE- UND ATEMEKSTASE

*Sorgen Sie wieder für eine angenehme Raumatmosphäre
mit allen Ingredienzen und Dekorationen, die Sie als schön
und sinnlich empfinden. Als besondere Zutat brauchen Sie
auf jeden Fall entweder ein Gleitmittel oder ein Massageöl.
Ich persönlich liebe es, mit ätherischen Essenzen zu
experimentieren und Körperöle selbst zusammenzustellen.
Diese Komposition zum Beispiel öffnet die Gefühle, hebt
die Stimmung und weckt die Sinnlichkeit – mischen Sie in
einer kleinen Schale 100 Milliliter Jojobaöl mit folgenden
ätherischen Ölen: drei Tropfen Jasminöl, drei Tropfen
Rosenöl, sechs Tropfen Sandelholzöl und zwei Tropfen
Muskatellersalbeiöl. Bevor Sie mit der Massage beginnen,
können Sie das Öl kurz über einer brennenden Kerze
erwärmen.*

*Der nehmende Partner liegt bequem auf einer Decke am
Boden oder auf einer nicht allzu weichen Matratze. Knien
oder setzen Sie sich als gebender Partner an seine linke Seite.
Lassen Sie zu Beginn die linke Hand ruhig am Geschlecht
des Partners ruhen, und legen Sie die rechte Hand auf sein
Herz, um die beiden Energiezentren miteinander zu
verbinden. Wenn Sie sich eingestimmt fühlen, beginnen Sie,
mit der rechten Hand die Brust zu massieren. Benutzen Sie
nun beide Hände, und lassen Sie sich in Ihren Massage-
bewegungen intuitiv führen. Wichtig ist, dass Sie in gleichmäßigen Streichbewegungen den gesamten Körper berühren
und energetisieren. Wenn Sie merken, dass Ihr Partner oder*

Ihre Partnerin den Atem anhält, bitten Sie ihn oder sie,
wieder tief in den Bauch zu atmen, und fahren mit Ihren
Massagestrichen fort, immer wieder auch die Energie von
den Genitalien hoch zum Herzen ausstreichend. Sie können
Ihren Partner/Ihre Partnerin sexuell stimulieren und dann
die Erregung wieder abklingen lassen, indem Sie sich
anderen Körperteilen widmen.
Irgendwann wird der Punkt erreicht sein, an dem der
Nehmende aufgeladen ist und Sie die Massage beenden.
Bitten Sie Ihren Partner oder Ihre Partnerin jetzt, 30-mal
kraftvoll und schnell ein- und auszuatmen. Zählen Sie ruhig
mit. Danach bitten Sie ihn, zweimal sehr tief und langsam
ein- und auszuatmen. Nach dem dritten Mal einatmen soll er
die Luft anhalten und alle Muskeln fest anspannen. Bauch,
Po, Beckenboden, Hände, Zehen, alles zusammenkneifen, so
fest es geht, und diese Spannung 15 Sekunden halten. Dann
loslassen. Alles vollkommen loslassen und nichts erwarten.
Was immer jetzt geschieht, ist richtig, und genau das ist das
Schöne an dieser Übung: Der Körper schenkt uns genau die
Erfahrung, die in diesem Moment richtig und angemessen
ist. Darauf können wir vertrauen.

Taoisten, zu deren Übungspraxis Atemekstasen gehören, behaupten, die Energie hätte bei dieser Übung keine andere Möglichkeit, als durch den Kanal in der Wirbelsäule bis hoch in den
Kopf zu schießen. Dort soll sie einen sogenannten Kopforgas-
mus auslösen. Doch ganz gleich, wie sich die Übung für Sie per-

sönlich anfühlen mag, ganz sicher werden Sie sich danach großartig fühlen: von Kopf bis Fuß vitalisiert und zugleich vollkommen entspannt.

Dieser Zustand, in dem man fühlt, wie das Leben in allen Zellen pulsiert, und man von einer großen, umfassenden Liebe und Verbundenheit erfüllt ist, erweckt bei vielen Menschen den Wunsch, etwas davon in die Welt zu tragen – vielleicht geht es Ihnen wie jenem eifrigen Zen-Schüler, der einst seinen Meister fragte: »Oh Sensei, was kann ich nur tun, um die Welt zu retten?«

Der Meister antwortete: »Frage nicht, was die Welt braucht, sondern frage dich, was dich lebendig macht. Die Welt braucht lebendige Menschen.«

Wenn Shiva und Shakti sich küssen

Dass die Kraft des Atems und die Kraft der Sexualenergie zusammengehören und richtig genutzt ein bewährtes Fahrzeug zur Erweiterung des Bewusstseins sind, wissen die Gurus, die Weisen und Philosophen des Ostens, schon seit Jahrtausenden. Alle Religionsrichtungen aus Fernost, von Hinduismus über Buddhismus bis Taoismus oder Tantrismus, anerkennen die Sexualität als einen Weg zur Einheitserfahrung. Das ist der Grund, warum alle westlichen Liebesschulen auf eine Lehre mit fernöstlichen Wurzeln zurückgreifen. Die bekannteste unter ihnen ist wohl die tantrische Liebeslehre, die ich zuvor schon kurz im Zusammenhang mit Slow Sex gestreift habe. Als die Idee des Tantra in den 1970er-Jahren in den Westen kam, erhielt sie große Aufmerksamkeit in den Medien. Es gab Empörung und Proteste.

Viele hielten tantrische Liebesschulen für eine Art esoterischen Swingerclub. Das ist längst vorbei. In der heutigen, übersexualisierten Zeit wird Tantra eher belächelt und verspottet.

Ich trete hier nicht zu einer Ehrenrettung an, aber einige Dinge möchte ich doch gern richtigstellen. Der Grund, warum die Tantralehre so häufig missverstanden wird, hat mit den vielen Auslegungsmöglichkeiten zu tun und natürlich auch damit, dass das Wort im Zusammenhang mit einschlägigen Angeboten aus den Rotlichtvierteln benutzt wird. Im Grunde steht und fällt die tantrische Idee aber mit der Ausrichtung seiner Therapeuten und Lehrer. Manche Schulen unterrichten nur die sinnliche Massage, andere nur kraftvolle Atem- und Körperarbeit, wieder andere sind rein spirituell und meditativ ausgerichtet – oder es geht nach entsprechender Einführung tatsächlich um Sexrituale. Wenn es sich um wahres Tantra handelt, hat es weder mit Gruppensex noch mit akrobatischen Verrenkungen wie beim Kamasutra zu tun. Grundsätzlich geht es um dieselben Werte wie auch hier in diesem Buch: Hingabe, Loslassen, Gefühlen freien Lauf lassen, die Sexualität als göttliche Gabe ehren und im Liebespartner das Göttliche sehen.

Interessant ist in diesem Zusammenhang, dass die tantrische Schöpfungsgeschichte ein ziemlich genauer Gegenentwurf zur christlichen Version ist. Die Urenergie, aus der das Universum entstand, ist danach weiblicher Natur. So habe die Urgöttin zunächst die Erde mit dem Himmel, den Meeren und allen Tieren erschaffen, doch es heißt, sie habe sich mit der Zeit etwas gelangweilt und schließlich die Frau geformt. Als Kali nahm sie selbst die weibliche Form an, um dann den Mann zu erschaffen, der die Welt als Gott Mahakala betrat. Im ekstatischen Liebes-

spiel zwischen Kali und Mahakala sei dann die Menschheit gezeugt worden.

Man vermutet, dass die tantrischen Ursprünge auf die ersten
matriarchalischen Hochkulturen von vor über 10 000 Jahren
zurückgehen. Damit wurde diese Liebeskunst von einer vom
weiblichen Prinzip durchdrungenen Kultur geprägt. Bis heute
verehrt man im Tantra das Weibliche als Ursprung allen Seins.
Man geht davon aus, dass Mann und Frau eine Einheit sind und
die Idee der Trennung eine Illusion ist. So stehe hinter dem
Wunsch nach sexueller Vereinigung letztlich immer die Sehnsucht, die ursprüngliche Einheit wiederzuerlangen.

Auf den westlichen Geist wirkt die tantrische Philosophie
mit ihrer Verbindung von Sinneslust und Spiritualität wie eine
Befreiung von der verklemmten christlichen Sexualmoral. Sie
sagt Ja zum kosmischen Bewusstsein und steht gleichzeitig zu
irdischen Genüssen, zur Sinnlichkeit, zu Düften, Klängen, Wein
und gutem Essen, sie kennt keine Trennung zwischen Fleisch
und Geist. Der menschliche Körper wird als göttliches, lust-
spendendes Geschenk gewürdigt. Ohne Lust keine Zeugung,
keine Entwicklung, keine Evolution. Gleichzeitig gilt Tantra
aber auch als das Yoga der hohen Liebe, denn sein höchstes Ziel
ist die Erweiterung des Bewusstseins und das Erlangen von
Glückseligkeit durch Ekstase. Dabei soll der Gegensatz zwischen Mann und Frau, Ich und Du aufgelöst und durch ein Gefühl der Einheit ersetzt werden. Wie man sieht, liegen die
tantrische Idee, Stanislav Grofs Ekstasetechniken und der Gedanke von göttlichem Sex sehr nah beieinander.

Nach wie vor bietet Tantra mit seinen Entspannungs- und
Bewusstseinsübungen und dem Loslassen vom Orgasmus- und

Erektionszwang einen heilsamen Gegenentwurf zur gängigen Jagd nach Höhepunkten, dem Leistungsdenken und den Erwartungshaltungen in Bezug auf Sex. Tantra befreit von der triebgebundenen, nur kurzzeitig befriedigenden Sexualität. Der Verzicht auf Sexkonsum ist dabei Bedingung, denn damit assoziieren Tantriker Potenzprobleme, Erektionsstörungen, Orgasmusprobleme, den Mangel an Empfindungen beim Sex und Versagensängste – all die Themen also, mit denen viele von uns zu dealen haben und die uns motivieren, unser Verständnis von Sexualität neu auszurichten.

Dass die Idee des Tantra in unserer westlichen Kultur nicht richtig Einzug halten konnte, mag auch an der starken Ritualisierung und Reglementierung des Liebesakts liegen. Im Alltag eines modernen Paares ist es nun mal kaum möglich, jede sexuelle Begegnung wie eine heilige Hochzeit zu feiern, das Schlafzimmer jedes Mal in einen Tempel der Sinne zu verwandeln, den man nackt Hand in Hand betritt, um sich dann drei Stunden Zeit füreinander zu nehmen. Ich möchte hier für einen goldenen Mittelweg plädieren. Manchmal wollen wir uns spontan lieben, einfach so, wenn uns die Lust überkommt. Das ist richtig und gut. Aber hin und wieder sind Liebesfeste eben auch richtig und wichtig. Weil sie uns aus dem Alltag herausreißen und uns dazu bringen, einander mit neuen Augen zu betrachten. Denken Sie nur an unser Bilderbuch-Liebespaar Miriam und Pablo, die sich regelmäßig mit Zeit, Aufmerksamkeit und Liebe beschenken. Das ist ganz sicher das wertvollste Geschenk, das ein Paar sich machen kann. In einer solchen Atmosphäre wird uns wieder bewusst, dass wir jenseits der Rollen als Eltern, Berufstätige oder Partner vor allem Seelen sind – göttliches Bewusstsein in menschlicher Hülle. Wenn sich beim Liebesakt zwei Seelen begegnen, die durch ihre Körper Liebe fließen lassen, ist das Ziel des Tantra erreicht. Das muss nicht mit heiligem Getue verbunden sein, ganz im Gegenteil. Sex, bei dem Liebe und Achtsamkeit im Spiel sind, bekommt einfach etwas Authentisches. Wir werden dabei natürlich, weil wir ohne Zwang und Erwartung, absichtslos und spielerisch unser inneres Wesen zeigen.

Seien Sie also kreativ, und erfinden Sie als Liebespaar Ihre eigenen Rituale! Kein Mensch wird Sie zwingen, einander Shiva und Shakti zu heißen oder die Vagina in Yoni und den Penis in Lingam umzubenennen. Finden Sie Ihren persönlichen Weg, um das Alltagsbewusstsein in ein kosmisches Bewusstsein hinein auszudehnen. Verbinden Sie sich mit Ihrer inneren Natur in dem Wissen, dass Sie dadurch auch mit dem Leben verbunden sind – mit der Liebe, Ihrem Partner, mit allem. Darauf und nur darauf kommt es an. Keine Atemtechnik der Welt wird körperliche Liebe zu einem göttlichen Ereignis machen, wenn es dem Paar an spirituellem Bewusstsein fehlt.

Die eigenwilligen Wege der Kundalini

Unbestritten können spirituell offene Menschen zuweilen auch sehr eigenwillige Erfahrungen mit ihren Sexualkräften machen. Das zeigt die Geschichte der 27-jährigen Bianca, die an einem meiner Achtsamkeitsseminare teilnahm. Nach einer langen Meditation zur Öffnung der Herzen kam sie auf mich zu und bat mich um ein Gespräch. Sie brauche dringend meinen Rat wegen eines seltsamen Phänomens.

»Ich weiß nicht, mit wem ich sonst über etwas reden kann, was mir in letzter Zeit immer wieder passiert«, fing sie etwas umständlich an, »ich habe ein Problem, na ja eigentlich ist es kein Problem, es ist einfach nur eigenartig, ich kann es nicht erklären, aber ich glaube, du verstehst mich. Also ... ich bekomme während der Meditation einen Orgasmus! Eben bei der Meditation ist es schon wieder passiert. Sobald ich mich tief versenke, was ich ja gut kann, bekomme ich Lustgefühle und spüre regelrechte Kontraktionen im Unterleib.« Bianca ist eine sehr offene, natürliche Frau, die sich schon seit einigen Jahren mit Spiritualität befasst. Ich habe sie als einen für ihr Alter erstaunlich bewussten und selbstbewussten Menschen erlebt, aber das jetzt schien sie doch ziemlich verlegen zu machen. »Ich habe mir schon überlegt, ob ich vielleicht falsch meditiere oder zu viel an Sex denke«, sagte sie. »Oder was meinst du dazu?«

Ich nahm Bianca spontan in den Arm. »Das ist ganz sicher kein Grund, sich zu genieren«, beruhigte ich sie. »Nach dem, was du erzählst, sieht es für mich eher danach aus, als ob deine Kundalini-Energie aktiviert wäre.«

Bianca sah mich mit großen Augen an: »Kundalini-Energie?«, wiederholte sie ungläubig. »Jetzt verstehe ich gar nichts mehr. Was hat das mit mir zu tun?«

Ich bin zwar keine Lehrerin für Kundalini-Yoga, aber ich habe genug Erfahrung mit dieser besonderen Energie, um ihre Phänomene beurteilen zu können. Die Kundalini gilt als Erleuchtungsenergie, die zu erwecken oder zu aktivieren letztlich das Ziel aller spirituellen oder bewusstseinserweiternden Techniken ist. Die Yogis bezeichnen die Kundalini als universellen

Lebensstrom, der für alle kreativen, schöpferischen Aspekte des Lebens steht. Sie ist als Entwicklungspotenzial an allen Wachstums- und Transformationsprozessen beteiligt – immer wenn etwas seine Form verändert oder von einem Zustand in einen anderen übergeht. In Zeichnungen wird die Kundalini symbolisch als Schlange dargestellt, die im menschlichen Körper zusammengerollt unter dem Steißbein schläft. Wird sie geweckt, beginnt sie sich bildlich gesprochen zu entrollen und bewegt sich durch den Rückenmarkskanal, der von Yogis auch königliche Straße genannt wird, nach oben. Auf ihrem Weg reinigt und aktiviert sie alle Chakren, die sie berührt, und bringt dem Betroffenen alle damit verbundenen unerlösten Aspekte ins Bewusstsein, was zu heftigen inneren Kämpfen führen kann. Ist die Energie bis hoch in den Kopf aufgestiegen, kommt es zu Erleuchtungserfahrungen.

Es gibt eine Yogarichtung, das Kundalini-Yoga, in der sehr bewusst mit dieser immensen Energie gearbeitet wird. Körper und Geist werden mit Atem- und Körperübungen, Mantrasingen und Meditationen geklärt und gereinigt und damit auf den erhöhten Energiefluss vorbereitet, sodass der Aufstieg ein langsamer, stetiger Prozess ist. So gewinnt man – bei gesunder Ernährung und aktiver körperlicher Reinigung – mit der Zeit größere Klarheit, Kraft und Zentriertheit, auch Liebe und Mitgefühl nehmen zu.

Echte Kundalini-Erweckungen sind immer mit Bewusstseinsausdehnungen, einem erweiterten intuitiven Wissen und transzendenten Wonnegefühlen verbunden. Auf körperlicher Ebene gehen solche tiefen Prozesse mit sehr unterschiedlichen Phänomenen einher. Viele erleben Hitzegefühle in der Wirbelsäule,

Zuckungen und Schütteln, es wird aber auch von Schwindelgefühlen, Stechen in den Zehen und anderen unspezifischen Symptomen gesprochen. Sukadev V. Bretz, der Gründer von Yoga Vidya, sagte in einem Interview mit der Zeitschrift »Yoga aktuell«: »Kundalini-Erweckung ist ein großer Segen, für den man dankbar sein sollte. Kundalini-Erweckung ist nie gefährlich – nur der Umgang damit kann gefährlich sein. Wenn die Kundalini erwacht ist, sollte der Lebensstil sehr sattvisch (rein, fein) sein. Auf Fleisch, Fisch, Drogen, Alkohol, Tabak etc. sollte verzichtet werden. Mindestens in der aktiven Phase würde ich empfehlen, auch auf scharfe Gewürze, Pilze, Zwiebeln, Knoblauch, Eier zu verzichten.«

Bianca aus meinem Seminar hatte zwar schon einige Male Stunden in Hatha-Yoga genommen, aber mit dem Thema Kundalini war sie offensichtlich nicht vertraut. Irgendwie hatte ich das Gefühl, dass das »Schlangenfeuer« bei ihr durch einen äußeren Einfluss unbeabsichtigt und unvorbereitet entfacht worden war. Solche Fälle sind bekannt, und ihre Symptome sorgen bei den Betroffenen für Unruhe und Verwirrung, vor allem dann, wenn sie sich noch nie damit auseinandergesetzt haben. Es heißt, dass die Kundalini-Energie zum Beispiel durch Drogen, durch Bewusstseinserweiterungspraktiken oder exzessive Meditation, aber auch durch Verletzungen in der Steißbeingegend und durch Traumata ausgelöst werden kann. Und last not least beim Sex.

Ob gewollt oder ungewollt: Ist die Kundalini erst einmal aktiviert, unterliegt sie einer Eigendynamik, sie kann dann nicht mehr gebremst oder unterdrückt werden. Ähnlich wie Wasser, das sich über alle Hindernisse hinweg seinen Weg sucht, bahnt sich ihr Strom seinen Weg durch das menschliche Energiesystem und löst Wachstumsprozesse aus.

Der Kundalini-Yoga-Lehrer Tobias Knobloch, der beobachtet hat, dass die zunehmende Energie unserer Zeit mehr und mehr gewollte und ungewollte Kundalini-Auslösungen nach sich zieht, schreibt dazu in einem Artikel auf der Website yoga-infos.de: »Eine spontane Auslösung stellt in jedem Fall ein einschneidendes Erlebnis dar, bei dem die aufsteigende Energie sehr wohl physisch spürbar wahrgenommen wird. Es kann zu starkem Zucken oder Vibrieren des gesamten Körpers sowie heftigem Zähneklappern kommen.« Oft seien solche Auslösungen von starken Glücksgefühlen oder sogar Erleuchtungserfahrungen begleitet und können noch Tage anhalten. Selbst Gefühle der Ich-Auflösung seien typisch. Diese Erfahrungen und Energien in das eigene Weltbild zu integrieren stellt laut Knobloch in der Folgezeit nach einer Auslösung die größte Herausforderung dar. Denn nach einem anfänglichen Glücksgefühl könne die Auslösung der Kundalini auch Trauer und Depressionen nach sich ziehen. Wenn die Energie ihre reinigende Arbeit zu entfalten beginnt, gräbt sie nach und nach unbewusste Bewusstseinsinhalte aus, mit denen man sich dann auseinandersetzen muss. Auch Schwierigkeiten mit dem alltäglichen Leben oder das Gefühl, die Kontrolle zu verlieren, sind im Zuge einer solchen spontanen Auslösung keine Seltenheit. Knobloch: »Der oder die Betroffene kann das Gefühl haben, den Boden unter den Füßen zu verlieren, oder fühlt sich wie hängen geblieben zwischen zwei Welten.«

Nun ist Bianca eine spirituell hoch entwickelte junge Frau, die in mein Seminar gekommen ist, um persönlich zu wachsen.

Ich nahm mir also die Zeit, um mit ihr über die möglichen Ursachen und den Umgang mit der Energie zu sprechen. Das schien sie zu beruhigen. Sie schien auch nicht mehr sonderlich verwundert, dass ihr ausgerechnet jetzt so etwas passierte. »Bei mir ändert sich gerade sehr viel«, erklärte sie, »ich bin dabei, ein neues Leben zu beginnen.«

»Umso mehr brauchst du jetzt jemanden, der dich da durchbegleitet«, sagte ich und riet ihr, jemanden aufzusuchen, der sie kompetent beraten kann – einen Lehrer für Kundalini-Yoga oder einen Heiler, der sich damit auskennt. »Für dich ist es jetzt wichtig, Vertrauen zu haben und die Energie in die richtigen Bahnen zu lenken, sonst baust du neue Blockaden auf.«

Bianca war klug genug, die Brisanz ihrer Situation zu begreifen, offensichtlich hat sie meinen Rat beherzigt. Zwischendurch rief sie einmal an und erzählte, dass sie eine Kundalini-Yoga-Klasse besucht, außerdem habe sie mit dem Rauchen aufgehört und ihre Ernährung umgestellt. Bravo, dachte ich und lobte ihre Konsequenz, mit der sie alles umsetzt.

Doch die Geschichte wurde noch spannender. Vor einiger Zeit traf ich Bianca nämlich zufällig in einem veganen Restaurant, wo sie mit einem attraktiven Begleiter zu Abend aß. »Das ist Tom, mein Erleuchtungshelfer«, stellte sie mir lachend ihren Freund vor. Ich setzte mich kurz zu den beiden an den Tisch. Bei einer Tasse Tee durfte ich dann die ganze Wahrheit über Biancas seltsame Phänomene erfahren. »Als ich das Seminar bei dir gemacht habe, hatte ich Tom gerade erst kennengelernt, und du kannst dir sicher vorstellen, was wir die ganze Zeit häufig, ausgiebig und leidenschaftlich getan haben«, erklärte Bianca mit strahlenden Augen.

Damit war schlagartig alles klar. »Das ist ja wohl nicht schwer zu erraten«, sagte ich schmunzelnd mit Blick auf Toms gut trainierten Oberkörper. Tatsächlich hatten die Liebesorgien bei Bianca die Kundalini-Energie ausgelöst und sie nicht nur beim Sex, sondern auch beim Meditieren mit Orgasmen beschenkt. Jetzt, da sie sich ausführlich mit dem Phänomen befasst hatte und wusste, wie ihr geschah, schien sie die »transzendenten Wonnen« äußerst dankbar zu genießen.

»Es passt alles zusammen«, erklärte Bianca ihre Situation. »Tom und ich sind gerade dabei, ein gemeinsames Leben zu beginnen. Wir sind Seelenpartner, das spüren wir beide«, meinte sie und schaute zu Tom, der zustimmend nickte. »Die seltsamen Zuckungen hatte ich zum ersten Mal an dem Tag, als Tom und ich uns zum ersten Mal geliebt haben. Nachdem er gegangen war, habe ich meditiert, und da fing es an. Jetzt im Nachhinein ist mir natürlich alles klar«, sagte sie mit feuchten Augen und griff dabei nach Toms Hand. »Die Liebe hat uns beide aufgeweckt.«

Für ein paar Sekunden war ich wirklich sprachlos. Welch eine berührende Szene. Ich schaute die beiden jungen Menschen an, die mir gegenübersaßen, sah die Liebe in ihren Herzen, und plötzlich kam mir eine Idee: »Wisst ihr was, ihr beiden? Ich finde, das sollten wir feiern«, sagte ich und bot Bianca und Tom spontan an, ihr Erwachen mit einer kleinen Zeremonie zu besiegeln. »Eine Art Hochzeit mit dem Universum, bei der ihr eure Liebe feiert«, schlug ich vor, und als ich sah, wie die Augen des Paares zu leuchten begannen, wusste ich, dass es eine gute Idee war.

Auf der Erleuchtungsleiter

Nun sind Bianca und Tom immer noch ein Ausnahmepaar, das schon in relativ jungen Jahren das spirituelle Potenzial seiner Sexualität leben und genießen darf. Die meisten Menschen setzen sich erst in ihren mittleren Jahren mit solchen Themen auseinander, nachdem sie jahrelang, oft über mehrere Beziehungen hinweg mit den Schatten ihrer Sexualität beschäftigt waren. Der Mensch neigt nun mal dazu, sich erst durch schmerzliche Erfahrung für übergeordnete Themen zu öffnen. Doch die hohen Energien in unserer neuen Zeit scheinen die menschlichen Reifeprozesse zu beschleunigen und mehr und mehr auch jüngere Menschen in spirituelle Denkdimensionen zu lenken. Wenn ich durch mein szeniges Wohnviertel in München laufe, entdecke ich in vielen Hinterhöfen neue Yogastudios und Meditationszentren, in den Straßen sieht man junge Leute mit Yogamatten unterm Arm, in einer veganen Teestube sah ich eine junge Mutter in ein Buch von Colin C. Tipping mit dem Titel »Wachsen in der Liebe« vertieft. Die moderne Spiritualität hat sich längst der alten Stricksocken und Jesuslatschen entledigt, es sei denn, die alten Klamotten werden neu als Retrolook vermarktet.

Ich beobachte diesen Trend aber nicht nur in der Stadt. Auch auf dem Land, wo ich einen Großteil meiner Freizeit verbringe, ist die junge Generation spirituellen Dingen gegenüber deutlich aufgeschlossener als noch vor zehn Jahren. Ein Freund von mir, ein Handwerker, geht lieber zum Yoga und zur ayurvedischen Massage als ins Wirtshaus, ein anderer Freund, Biobauer, ist bekennender Fan von Eckhart Tolle, dem Autor des Bestsellers

»Jetzt!«. Es gehört heute zur Allgemeinbildung, sich für spirituelle Themen zu interessieren, zumal diese inzwischen in einem recht professionellen Gewand daherkommen. Belächelt und spöttisch kommentiert werden heute allenfalls noch die esoterischen Varianten wie Kartenlegen, Pendeln oder Handlesen. Die jungen Leute jedoch beschäftigen sich mehr denn je mit dem Thema Liebe. Sie wissen – oder ahnen –, dass dahinter weit mehr steckt als ein Gefühl.

Die alten Griechen, die das schon vor 3000 Jahren gewusst haben, teilten die Liebe in die drei Begriffe *eros*, *philia* und *agape* ein. Die Bedeutung von *eros* dürfte sich Ihnen inzwischen erschlossen haben, hier nur ganz kurz noch der Hinweis, dass es sich um die Liebe zu einer bestimmten Person handelt, die andere damit ausschließt. *Philia* hingegen beschreibt die Herzensfreude, das freundschaftliche Wohlwollen gegenüber mehreren Menschen, etwas wie Nächstenliebe, Liebe zu Tieren oder auch die intime Nähe und Verbundenheit unter Seelenfreunden und -freundinnen. Die letzte und höchste Stufe der Liebe ist *agape*, die sich ganz und gar von der geschlechtlichen Lustliebe abhebt, indem sie nichts ausschließt, sondern alles und alle liebt. Sie ist die alles umfassende, sich verströmende Liebesenergie, aus der alles Leben besteht.

Der 1972 verstorbene, anthroposophisch orientierte Religionsphilosoph Herman Weidelener hat den menschlichen Reifeprozess durch die drei Arten von Liebe in seinen Vorträgen gern mit einer Bergwanderung verglichen. Ganz unten im Tal, da wird noch ausgiebig dem Gott Eros gehuldigt. Mit Beginn der Pubertät übernimmt er das Kommando über unsere Gedanken und bestimmt unsere Neigungen, unser Verhalten und das Handeln. Seine Antriebskraft drängt uns nach vorn, ins Leben hinein. Da wir von Geburt an die Erinnerung an das Ganzsein in uns tragen, sehnen wir uns nach Vereinigung, und – was auch die Tantriker betonen – dies drückt sich symbolisch durch die Suche nach dem anderen Geschlecht aus. Ruhelos irrt also der von Eros getriebene junge Mensch im Tal umher, bis er den anderen Teil findet, mit dem er sich verbinden und eins werden kann. Wie wir wissen, dauert diese Einswerdung in der Phase des Sturm und Drang zwar meist nur ein paar Sekunden, und dann sind wir wieder auf uns selbst zurückgeworfen, aber das Gefühl ist erlebt worden, und die Sehnsucht nach Wiederholung treibt uns voran. Es gibt viele Menschen, die einen Großteil ihres Lebens damit verbringen, sich im Tal des Eros mit seinen Vergnügungen herumzutreiben. Und die sich, das darf auch einmal gesagt werden, damit begnügen.

Es gibt jedoch den einen und anderen Erdenbürger, der irgendwann beginnt, den Weg bergauf zu gehen und eine gewisse Strecke zurückzulegen. Da begegnet er dann neuen Themen. Die Liebe zur Kunst wird vielleicht entdeckt, die Liebe zur Erde und das Engagement für erneuerbare Energien, ein Herz für Tiere, für die Natur, es ist auch die Zeit der tiefen, seelischen Verbundenheit mit Freunden und Freundinnen, mit denen man sich zuweilen intimer austauschen kann als mit dem erotischen Partner. Und natürlich wird auch die reine Herzensliebe ausgelebt, die eine Mutter ihrem Kind gegenüber empfindet, die in uns aufsteigt beim Blick in die unschuldigen Augen eines Babys oder eines Tieres, in das wir uns auf der Stelle verlieben. Manchmal lässt uns eine Anwandlung von *philia* einem Bettler beim Vorbeigehen einen Euro in den Hut werfen, noch deutlicher zeigt sie sich, wenn Katastrophen enorme Wellen von Hilfsaktionen und Spendenbereitschaft auslösen. Einige »alte Ehen« gehen den Weg von *philia* und haben mit den Jahren eine tiefe, innige Herzensfreundschaft entwickelt, die durch nichts zu ersetzen ist. Qualitäten, die das Leben beschwingen und vielfältig machen, die uns auch außerhalb des Erotischen höchste Genüsse bereiten und in uns Gefühle tiefer Verbundenheit hinterlassen – auch das ist *philia*. In meinem Buch über Liebe in der neuen Zeit habe ich die aus dem Tibetischen stammende Meditation der liebenden Güte beschrieben. Die sogenannte Mettameditation ist für mich eine der besten Übungen, um das Herz ganz direkt und unmittelbar für diese Liebesqualität zu öffnen.

Die letzte Strecke zum Gipfel des Berges wird dann eher schmal und ist entsprechend weniger frequentiert. Trotzdem gibt es einige Wanderer, viele schon im reiferen Alter, die sie gehen. *Agape* ist die höchste und heiligste Form der Liebe. Sie unterscheidet nicht zwischen Gut und Böse, weil sie nicht trennt, sondern verbindet, und deshalb sieht sie nur Sowohl-als-auch. Diese Liebe geht weit über den körperlichen Zustand von *eros* und den Gefühlszustand von *philia* hinaus – sie ist reines, göttliches Liebesbewusstsein. Um *agape* zu erreichen, ist freilich der Weg das Ziel und das Ganze somit ein Prozess, denn ganz oben auf dem Gipfel sind wir dann erleuchtet und schon zu Lebzeiten aus der Dualität in die Einheit gelangt. *Agape* schenkt uns das Gefühl, eins mit allem zu sein. Einige von Ihnen werden solche erleuchteten Momente schon erlebt haben. Momente tiefer Erfülltheit, nicht nur beim kleinen Tod, dem Orgasmus, sondern auch in stiller Meditation und Präsenz, ganz bei sich selbst. Die Chance, immer öfter und vielleicht irgendwann ganz in einen

Zustand von *agape* einzutauchen, steigt parallel zur geistigen Reife und der Milde der Jahre. Früher hieß es, dass die geistige Potenz erst dann an Kraft gewinnt, wenn die körperliche sinkt, doch heute ist auch in dieser Beziehung einiges anders geworden. Ich beobachte mit Staunen und Respekt, dass auch eine zunehmende Zahl junger Menschen den Gipfel des Berges der Liebe anpeilt. Diese Menschen entwickeln schon früh einen Blick für die größeren Zusammenhänge in unserer Welt. Sie schauen weiter als auf den eigenen Erfolg, das große Geldverdienen, Haus, Hof und Familie – sie suchen nach Lösungen für die Zukunft des Planeten, achten das Leben, denken universell. Alles lieben, mit allem verschmelzen und sich letzten Endes darin auflösen, das ist *agape* am Ende des Liebesreigens.

Auch Sie, liebe Leserin, lieber Leser, sind bereits gut vorangekommen auf dem Weg nach oben, sonst hätten Sie sich nicht bis an diese Stelle hindurchgelesen. Sie sind sich Ihrer Sehnsucht nach hellen, lichten, erleuchteten Zuständen bewusst. Das unterscheidet Sie von allen anderen, die sich unbewusst sicher ebenfalls danach sehnen, sich aber im realen Tagesbewusstsein gern darüber erheben und es ins Lächerliche ziehen. Letztlich haben wir alle dasselbe Ziel auf dieser Erde: uns zu entwickeln. Jedem Menschen obliegt es, Körper, Geist und Gefühle gesund zu halten und von allem zu reinigen, was ihre natürliche Entfaltung behindert. Nur so kann sich das Leben auf diesem Planeten im guten Sinne entfalten. Ihre Funktion auf der Erde liegt also in Ihrer individuellen Weiterentwicklung. Etwas Besseres können Sie zur Heilung der Welt nicht beitragen. Einer der wichtigsten Schritte dazu besteht darin, auch in der Sexualität den Weg von *eros* zu *agape* zu gehen. In der Jugend noch ganz dem hormongesteuerten Sextrieb hingegeben, öffnen wir uns im Erwachsenenalter den vitalisierenden, Lust und Lebensfreude schenkenden Sexfreuden, um im reiferen Stadium (oder vielleicht schon früher) beim erleuchtenden Liebemachen anzukommen.

Und da in unserem Kosmos nichts zufällig geschieht, sondern alles mit allem verknüpft ist, gibt es in unserem Körper eine Energie, die uns bei dieser geistig-seelisch-körperlichen Fortentwicklung unterstützt. Sie kennen sie bereits, es ist die Kundalini.

Ich habe eine Übung gefunden, die das innere Wachstum so sanft anschiebt, dass auch das Bewusstsein langsam mitwachsen kann. Es handelt sich um eine sanfte Erweckung der Kundalini-Energie, die Sie möglichst täglich über Wochen und Monate üben sollten, damit sie ihre Wirkung entfalten kann. Wenn Sie schon einmal Yoga praktiziert haben oder richtiggehend ein Yogi oder eine Yogini sind, dürften Ihnen die Verschlusstechniken der Übung bereits vertraut sein, aber auch ohne Vorkenntnisse werden Sie mit der Zeit so viel Routine entwickeln, dass die einzelnen Prozesse wie von selbst ablaufen. Die Übung stammt von dem Kundalini-Yoga-Lehrer Kalashatra Govinda, ich habe sie mit freundlicher Genehmigung des Verlags dem Buch »Tantra. Die hohe Schule der Sexualität« entnommen:

DIE SANFTE ERWECKUNG DER KUNDALINI

Die Kundalini wärmen: *Stehen Sie mit gegrätschten Beinen aufrecht und stabil. Legen Sie die linke Handfläche auf den Bauch, etwa drei Finger breit unterhalb des Nabels, die rechte Handfläche legen Sie einfach auf den linken Handrücken. Beide Hände ruhen auf dem Bauch, wichtig ist dabei der Hautkontakt: Entblößen Sie den Bauch deshalb unbedingt, bevor Sie die Übung ausführen. Spüren Sie, wie der Atem kommt und geht und sich Ihr Bauch dabei sanft wölbt und wieder entspannt. Schließen Sie die Augen, spüren Sie die Verbindung zum tragenden Boden, und lenken Sie Ihre ganze Aufmerksamkeit in den Bauchbereich. Beginnen Sie nun, sanft mit den Händen zu kreisen. Beschreiben Sie mit den Händen Kreise auf dem Bauch – zuerst langsame große, dann lassen Sie Ihre Bewegungen allmählich immer schneller und kleiner werden. Wärmen Sie Ihren Bauch durch diese sanfte Kreismassage gründlich auf. Führen Sie das Kreisen nicht nur im, sondern auch gegen den Uhrzeigersinn aus, und lassen Sie die Hände am Schluss noch kurz auf dem Bauch liegen.*

Die Kundalini aufsteigen lassen: *Nehmen Sie den Schneidersitz oder den halben Lotossitz ein. Schließen Sie die Augen, entspannen Sie sich, und lassen Sie den Atem frei strömen. Konzentrieren Sie sich auf das Hier und Jetzt, bringen Sie Ihre Gedanken allmählich zur Ruhe. Atmen Sie nun tief aus.*

Atmen Sie dann durch die Nase gleichmäßig acht Sekunden lang ein. Sobald die Einatmung beendet ist, pressen Sie das Kinn Richtung Brust, spannen die Bauchmuskeln ein wenig an, indem Sie den Bauch leicht nach oben und innen heben. Gleichzeitig schließen Sie den Analschließmuskel kräftig zusammen. Diese drei Verschlüsse mit Kinn, Bauch und Schließmuskel werden im Yoga bandhas genannt. Sie dienen dazu, die Lebenskraft Prana im Körper zu halten und die Energie zu wecken. Halten Sie acht Sekunden lang den Atem an, während Sie gleichzeitig den Kinnverschluss (jalandhara bandha), den Bauchverschluss (uddiyana bandha) und den Schließmuskelverschluss (mula bandha) aufrechterhalten. Stellen Sie sich während dieser acht Sekunden vor, dass ein heller, wärmender Lichtstrahl vom untersten Chakra in Höhe des Beckenbodens aus an der Wirbelsäule entlang bis zum Bauchnabel aufsteigt.

Lösen Sie dann Kinn-, Bauch- und Schließmuskelverschluss und atmen Sie langsam durch die Nase aus. Atmen Sie zwei- bis dreimal entspannt, bevor Sie die Technik wiederholen. Führen Sie während der ersten Übungswochen täglich drei, später bis zu zehn Runden aus. Lenken Sie die harmonisierende Energie aus dem untersten Chakra zunächst nur bis zum Bauchnabel, später dann bis hoch zum Herzchakra in der Brustmitte.

Zusammenfassend besteht die Übung also aus vier Phasen: Atmen Sie acht Sekunden lang ein.
Halten Sie den Atem acht Sekunden lang an, führen Sie

*dabei die drei Verschlüsse aus, und stellen Sie sich den
aufsteigenden Lichtstrahl vor.*
*Lösen Sie die drei Verschlüsse, und atmen Sie langsam aus.
Führen Sie zwei bis drei entspannte Zwischenatmungen
aus, bevor Sie wiederholen.*

Ausklang: *Die folgende Entspannungsübung können Sie
auch unabhängig von der Übungsreihe durchführen, um
Ihre sexuellen Kräfte zu harmonisieren und die Geschlechtsorgane mit heilender Energie zu versorgen. Legen Sie sich
auf den Rücken, schließen Sie die Augen, entspannen Sie alle
Muskeln Ihres Körpers. Legen Sie eine Hand unterhalb des
Nabels auf die Bauchmitte, die andere darunter auf den
Schamhügel bzw. knapp oberhalb des Penis. Spüren Sie,
wie Ihr Atem kommt und geht. Nehmen Sie mit dem Einatmen bewusst Lebensenergie, also Prana auf, und lassen Sie
die Energie bei jedem Ausatmen in Ihre unteren Chakren
strömen. Stellen Sie sich diese kosmische Energie als
rötlichen, hellen Lichtstrahl vor, der von den Händen aus in
den Unterleib strömt. Lassen Sie vor Ihrem inneren Auge
eine kleine, helle Energiekugel aus hellrotem Licht entstehen, die immer größer wird und schließlich Ihren ganzen
Unterleib und die Geschlechtsorgane mit wohltuender
Wärme erfüllt. Bleiben Sie mindestens sieben Atemzüge lang
bei dieser Visualisierung. Legen Sie die Hände anschließend
langsam auf den Boden, und bleiben Sie noch ein wenig
liegen, um der Wirkung dieser Übung nachzuspüren.*

Wie Sie sehen, ist es jedem Menschen jederzeit möglich, sein Erleuchtungspotenzial auch ohne Liebespartner zu aktivieren und sanfte Bewusstseinsprozesse einzuleiten. Wenn Sie sich von Ihrem Atem führen lassen und Vertrauen in Ihre inneren Prozesse entwickeln, werden Sie genau das Maß an Wachstumsimpulsen erhalten, das Ihrem Entwicklungsstand entspricht. Erleuchtung ist ein Prozess, so viel ist sicher, ich vergleiche ihn gern mit einer sehr langen Leiter, die viele Sprossen hat. Die Suchenden, die Erwachten, die Strahlenden – all die hellen Köpfe tummeln sich auf dem Weg nach oben, viele Lichtarbeiter sind auf dieser Leiter unterwegs.

Vielleicht ist die eine oder der andere von Ihnen schon einmal einem Meister begegnet, der als erleuchtet gilt, oder hatte mit einem Menschen zu tun, von dem es hieß, er sei schon weit auf dem Weg der Erleuchtung vorangekommen. Ich kenne einige Menschen, die ich für erwacht halte. Doch wie sie ihren Zustand beschreiben, ist so unterschiedlich wie die Menschen selbst. Der heute in Kalifornien lebende tibetische Dharma-Lehrer Anam Thubten, der in Point Richmond die Dharmata Foundation ins Leben gerufen hat, macht in seinem Buch »Das Gras wächst von selbst« eine sehr schöne Aussage über das Erwachen des Menschen zur wahren Natur.

Das Erstaunliche daran sei, dass es so etwas wie Einheit als isoliertes Phänomen gar nicht gebe, sondern nur die Abwesenheit der illusorischen Trennung zwischen dem Menschen und dem Rest der Welt. Wenn wir spirituell erwachen, meint Thubten, verändere sich im Grunde gar nichts. Nach wie vor atmen wir, die Bäume und die Berge seien immer noch da. Das Einzige, was verschwindet, sei die Verblendung der Dualität und das dadurch erzeugte Leiden, wir können auch an den kleinsten Dingen Freude haben. »Es ist so, als hätten wir das Universum im Lotto gewonnen.«

Das Universum als Lottogewinn. Was für ein Geschenk! Das muss man erst einmal verkraften. Wie man von Lottomillionären weiß, sind einige an dem vielen Geld gescheitert. Doch im Vergleich zum Universum als Geschenk ist ein Millionengewinn ja geradezu lächerlich. So viel Glückseligkeit auf einmal! Da kann man nur raten, das Bewusstsein sanft und gründlich mit Kundalini-Übungen vorzubereiten.

Sie sind göttlich

Ich hatte einmal eine Vorgesetzte, die alles verabscheute, was nach Harmonie klang. Sie meinte, es sei total langweilig, im Gleichklang zu sein. »Immer nur gelassen und eins mit sich selbst – wo bleibt denn da die Spannung?«, sagte sie einmal zu mir. Da fehle doch das Aufregende im Leben, all die Höhen und Tiefen. Nein, sie brauche keine Harmonie. Das sei ihr zu fad. Ich habe lange über diese Aussage nachgedacht, sehr lange sogar. Wenn ich bedenke, dass dieses Gespräch schon mindestens 20 Jahre her ist und es mir heute beim Schreiben wieder einfällt, wird mir klar, wie sehr es sich mir eingeprägt hat. Für mich war Harmonie immer ein hohes Ziel. Ich strebte nach innerem Frieden und Gelassenheit, sehnte mich nach Verschmelzung mit dem ewigen Bewusstsein. Ich verstand diese Frau einfach nicht. Wie konnte ein Mensch ein so hehres Ziel verabscheuen? Ich neige dazu, Dingen, die mir rätselhaft sind, so lange auf den Grund zu gehen, bis ich sie nachvollziehen kann. Ich wollte ver-

stehen, was einen Menschen dazu bringen könnte, Harmonie
regelrecht zu hassen.

Heute glaube ich es zu wissen. Diese wirklich kluge und in-
telligente Frau hatte Angst, sich aufzulösen. Sie schien den Begriff Harmonie mit Stillstand und Tod zu verbinden. Dabei ist
Harmonie das Lebendigste überhaupt – ein gleichmäßiges, stö-
rungsfreies Energiefeld. Harmonie herrscht im Universum, sie
ist göttlich – genau wie wir! Und da liegt der Haken. Wir haben
ein Problem damit, uns als göttlich wahrzunehmen. Kein Wunder auch, schließlich hat uns die Kirche gründlich ausgetrieben,
dass wir armen Sünder etwas mit Gott gemeinsam haben oder
ihn sogar in uns tragen könnten. Es gilt als hochmütig, nar-
zisstisch und hochgradig egozentrisch, so etwas von sich zu behaupten. Fragen Sie mal jemanden, ob er göttlich sei. Er wird
Ihnen den Vogel zeigen oder Ihnen die Adresse einer Nerven-
klinik nennen.

Kein Mensch kommt freiwillig auf die Idee, er könnte göttlich sein. Es wird eine Menge Bewusstseinsarbeit brauchen, um
diese Idee wieder in unsere Gehirne einzupflanzen. Und es wird
nicht einfach sein, denn man hat dabei die gesamte Konsumin-
dustrie gegen sich, die ja darauf aufbaut, dass wir uns als defizi-
täre Wesen verstehen. Wie sonst könnte man uns all die
Ersatzgötter verkaufen. Leinwandgötter, Bühnengötter, Fuß-
ballgötter, Schönheitsgöttinnen, Sexgöttinnen – der ganze Star-
kult ist darauf aufgebaut, dass gut aussehende Erdenbürger zu
falschen Göttern aufgepumpt werden. Uns wird gezeigt, was
wir anziehen müssen, um so auszusehen wie sie, die Kosmetik-
industrie steht mit den entsprechenden Produkten parat, die
Schönheitschirurgen mit der Botoxspritze und dem Skalpell.

Aber sich selbst in seinem ungeschönten Dasein und in seiner ganzen Bescheidenheit als göttlich zu verstehen – das ist ein gesellschaftliches Unding. Und wie immer, wenn der Mensch etwas Wahres nicht wahrhaben will, entwickelt er hervorragende Strategien, um es abzuwehren.

➤ Er wertet es ab, indem er sich darüber lustig macht. Das ist die gängigste Art.

➤ Er tut es als esoterische Spinnerei ab. Das liegt natürlich nahe.

➤ Er hält jede andersartige Person für verrückt oder für durchgeknallt und teilt ihr mit, dass er sich ernsthaft Sorgen um sie macht. Das hat immer bestens funktioniert.

➤ Er beschimpft und bekämpft die Person oder unterstellt ihr, sie verbreite schädliches Gedankengut. Feindbilder aufzubauen ist ein bewährtes Mittel, von sich selbst abzulenken.

Wenn Sie also zu den Menschen gehören, die um ihren göttlichen Kern wissen und dies in ihrem Herzen verankert haben, rate ich Ihnen: Behalten Sie Ihr Wissen für sich. Leben Sie Ihre Göttlichkeit, das ist das Beste, was Sie tun können. Bringen Sie Ihren Kindern bei, dass sie alles in sich haben, was sie brauchen, dass Glitter und Brimborium nur ein scheinheiliger Ersatz für den inneren Diamanten sind. Unsere Welt ist so aufgebaut, dass wir uns leicht in Äußerlichkeiten verfangen. Es braucht eine Menge Kraft und Bewusstsein, um dagegenzuhalten. In Wahrheit sind Sie göttlich. Jeder ist göttlich. Ihre Seele, die das weiß, treibt Ihre Sehnsucht danach voran. Doch leider wird Ihre Sehnsucht nur zu leicht in falsche Bahnen und zu Ersatzbefriedigungen gelenkt. Der Verstand macht bei der Suche nach Einheit nicht mit.

Im Grunde beginnt jedes spirituelle Erwachen damit, den Gott in sich und in anderen Menschen anzuerkennen. Ich gebe zu, das ist nicht einfach. Ich habe kürzlich ein Video über einen Tantra-Workshop gesehen, in dem eine Teilnehmerin sagte, sie habe es erst nach tagelangen Körperübungen und Meditationen in einem einzigen Augenblick, etwa ein, zwei Sekunden lang geschafft, in ihrem Gegenüber etwas Göttliches zu sehen. Das wirkte sehr seltsam. Fast war ich geneigt, selbst in eine der klassischen Abwehrstrategien zu verfallen und die junge Frau zu belächeln. Aber sie hat sich immerhin ernsthaft bemüht, etwas Heiliges im unvollkommenen Körper eines anderen Menschen zu sehen. Das gilt es anzuerkennen.

Noch schwerer scheint es uns zu fallen, im eigenen, unvollkommenen Körper das Göttliche zu sehen. Ich kann sehr gut nachvollziehen, dass viele da ihre Probleme haben. Sie sitzen in ihrem Büro und machen ihren Job, hetzen anschließend in den Supermarkt, um etwas zu essen zu besorgen, kochen oder lassen sich bekochen, treffen sich mit Freunden in einem Lokal, gehen vielleicht anschließend ins Kino. Wie sollen sie in so einem von Terminen, Ereignissen und Fremdeinflüssen vollgestopften Alltag etwas Göttliches wahrnehmen?

Meine Antwort lautet: Leben Sie, statt sich leben zu lassen! Gestalten Sie Ihr Leben so lebendig und so kreativ, dass Sie eigene Gefühle und Wahrnehmungen entdecken. Geben Sie sich dem Leben hin, machen Sie so viele Erfahrungen wie möglich, und durchleben Sie auch schmerzvolle Gefühle, ohne sich zu verschließen. Sagen Sie Ja zu allen Wachstumsschritten, ja zur Liebe, ja zum Augenblick! Ja zu den Partnern, die Ihnen begegnen, um Sie zu spiegeln und Ihnen Lernerfahrungen zu ermöglichen.

Ja zu den Hindernissen, die Sie überwinden müssen, Ja zu Ihrem Bedürfnis, immer höher hinauszuwollen. Ja zu dem Weg nach oben zur Bergspitze, wo *agape* in höchster Vollendung wohnt.

Um Ihre Göttlichkeit spüren zu lernen, können Sie, aber müssen Sie nicht in den Ashram, nicht in den Gottesdienst, nicht dem Buddhismus oder dem Hinduismus beitreten. Finden Sie Ihren eigenen Weg. Manche Menschen umsegeln die Welt, andere schwimmen mit Delfinen, wieder andere gehen den Jakobsweg, retten Regenwälder, pflegen einen Garten oder schreiben ein Buch. Es gibt welche, die sich in der Kunst des Nichtstuns üben, im Park sitzen, den Augenblick wahrnehmen und sich ihres Lebens freuen. Was ist denn Selbstverwirklichung? Doch nichts anderes als die Verwirklichung unseres Selbst, der Seele, die wir sind. Und wenn wir den Gedanken zu Ende denken, dann begreifen wir, dass wir im Leben nichts anderes suchen als die Verbindung zu unserer Göttlichkeit.

Gott und Göttin in Menschengestalt

Das Göttliche beinhaltet alles – jeder Mensch, jedes Tier, jede Pflanze, jeder Regentropfen, alles ist reine Göttlichkeit. Mehr wert, weniger wert – das sind Worte des menschlichen Denkapparats, die das Universum nicht kennt. Auf höchster Ebene gibt es keine Rangordnung. Auch nicht zwischen Mann und Frau. Gott schuf den Menschen nach seinem Ebenbild, heißt es in der Bibel. Das bedeutet, dass Adam männlich und weiblich zugleich war. Adam war also androgyn, und sein Name bedeutet nicht Mann, sondern Mensch. Eine Trennung fand erst viel später statt: Eva entstand aus einer Rippe Adams, was so interpretiert werden kann, dass Eva – das Weibliche – zuvor im androgynen Adam noch enthalten, also ein Teil von ihm war. Durch die Trennung des Menschen Adam in eine männliche und eine weibliche Gestalt wurde der Kontrast geschaffen, der Voraussetzung für jede Bewusstseinsentwicklung ist. Der Mensch entwickelt Selbsterkenntnis, indem er sich mit Kontrasten, Gegensätzlichkeiten auseinandersetzt, sein Leben lang.

Yin und Yang, männlich und weiblich – das sind die beiden Urkräfte, zwischen denen wir uns bewegen. Sie schließen sich nicht aus, sie sind einander ebenbürtig, ergänzen und bedingen einander. Das eine kann nicht ohne das andere existieren, in ihrem Wechselspiel zeigt sich die Ordnung des Universums. Alle Aspekte dieser Welt bestehen aus zwei Polen, dieses Prinzip findet man überall: in den zwei Seiten der Medaille, den beiden Enden einer Linie, den Polen der Erde, in Plus und Minus, Mann und Frau. Zwischen diesen Gegensatzpaaren tut sich ein Spannungsfeld auf, das wir brauchen, um uns entwickeln zu können.

Ohne diese Pole könnte unsere Welt nicht sein. Was wäre, wenn es nur Frauen gäbe oder nur Männer? Wenn wir nur Licht hätten und keinen Schatten, nur Berge ohne Täler, nur Reichtum ohne Armut? Unvorstellbar. Unmöglich. Es gäbe auch keine Veränderung. Erst das Spannungsfeld zwischen den Polen gibt uns die Chance, zu wählen, uns für einen Weg zu entscheiden, uns zu verändern. Wir können uns zwischen Licht und Schatten entscheiden oder jede mögliche Grauschattierung dazwischen wählen. Uns weiblich oder männlich verhalten oder mal weiblich, mal männlich, je nachdem. Die Polarität erschließt uns eine Spielwiese mit unendlichen Erfahrungsmöglichkeiten. Und wegen dieser Möglichkeiten sind wir hier.

Göttlichkeit leben bedeutet, die Polarität anzuerkennen und das gesamte Potenzial ihrer Möglichkeiten auszuschöpfen, sich dabei aber immer bewusst zu bleiben, dass es jenseits der Polarität eine Ebene gibt, auf der die Trennung aufgehoben ist. Diese Ebene ist das Absolute, die Einheit, das Göttliche eben.

Auf der körperlichen Ebene ist unser Geschlecht festgelegt. Wir sind Mann oder Frau, und es ist Teil unserer Lebensaufgabe, unser Geschlecht und unsere Geschlechtlichkeit zu leben und zu lieben. Beim Sex verleiht gerade die Polarität dem Liebesspiel die Würze. Jeder Partner kann im Laufe des Liebesakts den aktiven oder passiven Part übernehmen, Gebender oder Nehmender sein, und nicht selten spiegelt der sexuelle Akt den Gegenpol der Rolle, die man sonst im Leben spielt. So weiß ich von vielen Frauen, die im Leben Verantwortung tragen, dass sie sich nach einem Mann sehnen, der stark genug ist, beim Liebesspiel ihre männlichen Mauern niederzureißen. Sie empfinden es geradezu als erlösend, sich starken Armen anvertrauen und hingeben zu dürfen. Im Idealfall ist der Mann dann gern Mann und übernimmt und hält souverän die Führung, weil er sich durch die Hingabe der Frau in seiner männlichen Autorität anerkannt und gewürdigt fühlt. Auch das gehört zur Idee der göttlichen Geliebten und des göttlichen Liebhabers.

Auch in anderen Lebensbereichen eröffnen sich uns durch die Polarität neue Spielräume. Da können und sollen wir die Aspekte des anderen Geschlechts in uns integrieren, und zwar in ihrer höchsten Form. Wie wir wissen, sind die maskulinen und femininen Anteile, die jeder Mensch in sich trägt, je nach Geschlecht stärker oder schwächer ausgeprägt. Doch auch innerhalb der Geschlechter gibt es unzählige Varianten – Männer mit starken maskulinen oder sehr femininen Persönlichkeitsanteilen und sehr männliche ebenso wie sehr weibliche Frauen. So haben wir die Möglichkeit, mit beiden Prinzipien zu jonglieren, sie spielerisch auszuleben und harmonisch miteinander zu verbinden, statt nach starren, überkommenen Rollenvorbildern zu leben. Es geht darum, größer und ganzer, weiter und breiter zu werden. Ein kompletterer, umfassenderer, heilerer Mensch. Experimentieren Sie also damit, mehr Aspekte und Facetten Ihrer Persönlichkeit zu ergründen.

Auf dem Weg zur Göttin sind wir als Frauen aufgerufen, alle Aspekte des Weiblichen zu leben, statt uns nur auf wenige Rollen zu reduzieren. Die Frau ist Amazone und Verführerin, kleines Mädchen, Mutter, Tänzerin zwischen den Welten, Zauberin, Hexe, Heilerin, Hure und Heilige, Königin, Herrscherin und weise Frau. Alles in einer Person, jeweils zur richtigen Zeit. Das weibliche Prinzip ist annehmend, intuitiv und herzlich, es regiert die rechte, die kreative Gehirnhälfte, steht für Schönheit und Anmut, ist empfangend und gebärend, nährend und emotional. Alle diese Aspekte möchten ausgespielt werden, von Ihnen als Frau in diesem Leben, und zwar in ihrer feinsten und edelsten Ausprägung. Verbinden Sie sich daher mit den weiblichen Prinzipien, und finden Sie heraus, was Ihnen zu den einzelnen Begriffen einfällt: Wie können Sie Intuition, Anmut, Weisheit oder Magie in Ihr Leben integrieren? Welche Aspekte leben Sie zu wenig aus? Viele Frauen meinen sich zu vervollkommnen, indem sie die Eigenschaften von Männern übernehmen. Dann werden sie vielleicht hart und unerbittlich. Das ist aber der Weg in die falsche Richtung. Wenn Sie männliche Eigenschaften übernehmen möchten, dann bitteschön die höheren, erlösten

Aspekte. In diesem Fall also nicht Härte, sondern Stärke. Gehen Sie in Ihre ganze Stärke, seien Sie sich Ihrer Kraft bewusst, verlieren Sie aber dabei nicht Ihre Sanftheit, Ihr Feingespür und Ihre Anmut.

Als göttlicher Mann sind Sie aufgerufen, die gesamte Palette Ihrer männlichen Eigenschaften zu leben. Als Eroberer, Krieger und Jäger, Vater, Beschützer und Verteidiger der Familie, doch auch als derjenige, der Gesetze und Regeln aufstellt und über deren Einhaltung wacht. Das männliche Prinzip ist aktiv, strukturiert, logisch und verstandesgesteuert, es gehört zur linken Gehirnhälfte. Hier zählen Führungskraft und Weitblick, Weisheit und Stärke, Funktionalität, Klarheit und Durchsetzungswille. Der Mann ist edler Ritter und Poet, er verehrt das Weibliche, er zerstört und erbaut die Welt, erfindet und setzt Strukturen. Um die Palette Ihres Verhaltens zu erweitern, tut es Ihnen als Mann gut, auch weibliche Weichheit, Anteilnahme und Mitgefühl zuzulassen. Erlauben Sie sich also, weich zu werden und Ihre weibliche Seite auszukosten, verstehen Sie dies als eine Entdeckungsreise.

Die Partner des anderen Geschlechts sind uns gegeben worden, damit wir von ihnen neue Verhaltensspielräume lernen. Nutzen Sie dieses Angebot! Was Sie an Ihrem Partner oder an Ihrer Partnerin glücklich macht, was Sie an ihm oder ihr bewundern oder womit Sie sich wohlfühlen – nehmen Sie es an. So kann ein Mann allein durch seine bloße Gegenwart eine eher gefühlsorientierte Frau darin unterstützen, strukturierter zu denken und zu handeln. Auf der anderen Seite ist die Frau ihrem Mann vielleicht ein Beispiel für gefühlvolles, rücksichtsvolles Verhalten. Mann und Frau sind einander ein Spiegel, die

Frau lebt dem Mann das Weibliche vor, der Mann der Frau das Männliche. Wenn das auf achtsame, rücksichtsvolle, anerkennende und gegenseitig unterstützende Weise geschieht, kann auf beiden Seiten eine großartige Entwicklung stattfinden. Beide Partner werden zu runderen, kompletteren Menschen.

Ich benutze dafür gern das Bild zweier Schalen, aus denen wir frei schöpfen können. Die eine Schale enthält sämtliche weiblichen Eigenschaften und Verhaltensweisen, die andere sämtliche männlichen. Je nachdem, welche Aufgaben wir zu bewältigen haben, bedienen wir uns aus der einen oder aus der anderen Schale. Statt stereotyp zu reagieren, bleiben wir spielerisch und lebendig, handeln der Situation angemessen und aus dem Augenblick heraus. Kleines Beispiel für Sie als Frau: In einer Situation, in der Sie sich Hilfe wünschen, können Sie in die klassisch weibliche Rolle erlernter Hilflosigkeit verfallen, oder Sie können sich Ihrer Stärke bewusst werden, was einem eher männlichen Verhaltensrepertoire entspricht. Für Sie als Mann könnte es umgekehrt bedeuten, dass Sie in einer Situation, in der Sie den Überblick verloren haben, nicht länger den Macher mimen, sondern sich von Ihrer weichen, aufnahmebereiten Seite zeigen und Rat oder Hilfe annehmen.

Wenn sich solche Prozesse wiederholen, werden die Grenzen zwischen weiblichem und männlichem Verhalten immer mehr verschwimmen und sich irgendwann ganz auflösen. Dann haben Mann und Frau ihre femininen und maskulinen Qualitäten ins Gleichgewicht gebracht und können sich wieder die Hände reichen. Gott beziehungsweise Göttin zu sein bedeutet nichts anderes, als das Menschsein in seiner höchsten Form zu leben, ebenso himmlisch wie irdisch.

Mein Aufruf, den Geschlechterkampf zu beenden

Wir sollten dankbar sein, genau jetzt, hier und heute auf diesem Planeten leben zu dürfen. Die starken Energien der neuen Zeit machen große Veränderungen in kurzen Zeitspannen möglich. Das gilt für kollektive Prozesse genauso wie für individuelle. Für jeden Einzelnen von uns sind zurzeit enorme Wachstumsschritte möglich. Wir können heute sehr viel schneller als noch vor zehn Jahren höhere Bewusstseinsebenen erreichen.

Auch das Verhältnis zwischen Mann und Frau, das in der Menschheitsgeschichte schon so viel Leid erzeugt hat, kann jetzt eine höhere Stufe erreichen. Es ist an der Zeit, dass wir aufhören zu fragen, ob Männer oder Frauen besser einparken oder wer von beiden besser zuhören kann. Es ist an der Zeit, mit all den Wettkämpfen aufzuhören, auch wenn es oft nur harmlos wirkende Spielchen sind. Wozu müssen wir denn immer auf den Unterschieden der Geschlechter herumreiten? Auf einer höheren Ebene gibt es diese Unterschiede nicht mehr. Da werden Mann und Frau wieder zu Gefährten, die sich verbunden fühlen und lieber nach Gemeinsamkeiten suchen. Wenn Mann und Frau sich göttlich lieben, begegnen sie sich in Demut, Würde und Respekt, als Menschen. Sie wissen, dass sie die gleichen Bedürfnisse und Sehnsüchte in sich tragen, sich Frieden wünschen und ein weites Herz haben, das voller Mitgefühl für die Wesen dieser Erde ist. Die Gegensätze lösen sich auf. Die Begegnung zwischen Mann und Frau geht über das Persönliche hinaus und erhält endlich wieder die spirituelle Dimension, die ihr abhandengekommen ist.

Ich habe zwei Verzeihensrituale entwickelt, die Ihnen helfen,

Ihren – vielleicht nur unterschwellig lauernden, vielleicht aber auch offen spürbaren – Groll gegen das andere Geschlecht ein für alle Mal zu beenden und auch Ihre derzeitige Liebesbeziehung davon zu reinigen. Mit diesen beiden Ritualen tun Sie nicht nur sich selbst und Ihrer Beziehung etwas Gutes, Sie tragen auch etwas zum generellen Frieden zwischen Mann und Frau bei. Das erste Ritual ist für Sie allein gedacht, das zweite für Sie und Ihren Partner oder Ihre Partnerin. Ich rate Ihnen, auf jeden Fall mit dem ersten Ritual zu beginnen. Damit sich seine Wirkung voll entfalten kann, sollten Sie eine Woche abwarten, bevor Sie das Paarritual anschließen.

Das Verzeihensritual für Sie als Einzelperson beginnt mit der Selbstvergebung. Jeder von uns hat im Laufe seines Liebeslebens einem anderen Menschen schon wissentlich oder unwissentlich wehgetan. Dadurch sind Schuldgefühle entstanden, die man oft jahrelang mit sich herumträgt. Diese loszulassen, indem man sich selbst seine Worte und Taten verzeiht, ist ein wichtiger Schlüssel zum Frieden mit sich selbst. Danach ist es sehr viel leichter, auch anderen Menschen zu vergeben.

In einem zweiten Schritt nehmen Sie sich innerlich Ihre früheren Liebhaber oder Ihre früheren Liebhaberinnen vor. Zuerst verzeihen Sie ihnen die Schmerzen, die Sie durch diese Personen erleiden mussten. Danach bitten Sie diese um Verzeihung für das Leid, das Sie ihnen zugefügt haben.

In einem abschließenden Gebet bitten Sie dann um Frieden und Versöhnung zwischen allen Männern und Frauen auf unserem Planeten.

DAS VERZEIHENSRITUAL FÜR SIE SELBST

Nehmen Sie sich genügend Zeit – mindestens eine Stunde, besser zwei Stunden und am allerbesten einen ganzen Abend mit open end, denn nach dem Ritual werden Sie sicher das Bedürfnis haben, es in sich nachwirken zu lassen.
Legen Sie einen Stift und zwei Blatt Papier bereit. Zünden Sie eine Kerze an und wenn Sie mögen, zusätzlich ein Räucherstäbchen, um Ihrem Ritual einen würdigen Rahmen zu geben. Stimmen Sie sich ein, indem Sie so lange tief in den Bauch atmen, bis Sie innerlich ruhig sind. Sprechen Sie dann laut oder in Gedanken Ihre Absicht aus: »Ich möchte zum Frieden zwischen den Geschlechtern beitragen, indem ich meinen eigenen Groll, meine Wut und meine Schmerzen überwinde, die ich durch Erfahrungen mit meinen Liebespartnern in mir trage.«

Sich selbst verzeihen: *Beginnen Sie damit, sich selbst zu vergeben, indem Sie sich gedanklich Ihrem Herzen zuwenden, das Sie mit jedem Einatmen weicher und offener werden lassen. Mit jedem Ausatmen lassen Sie Stress und Negativität davonfliegen. Je mehr liebevolle Aufmerksamkeit Sie Ihrem Herzen zukommen lassen, desto besser kann sich Ihr Geist auf das Verzeihen einrichten.*
Nennen Sie sich nun beim Namen, und erzeugen Sie in Ihrer Vorstellung ein Bild von sich, das Sie in Ihrem Herzraum platzieren. Hüllen Sie dieses Bild mit liebevoller Fürsorge

ein. Je mehr Liebe Sie sich geben können, desto größer wird Ihre Bereitschaft, sich zu vergeben. Während Sie das Gefühl der Selbstfürsorge aufrechterhalten, wiederholen Sie immer wieder folgende Sätze: »Ich verzeihe mir. Ich vergebe mir alles Leid und den Schmerz, die ich mit Worten und Taten bei meinen Liebespartnern/Liebesparterinnen ausgelöst habe. Ich verzeihe mir.«

Es kann sein, dass nun starke Reue- und Schuldgefühle in Ihnen aufsteigen. Registrieren und würdigen Sie diese Gefühle, und lassen Sie sie anschließend zusammen mit allen inneren Widerständen ziehen, die Sie davon abhalten könnten, sich zu verzeihen. Danach kehren Sie unbeirrt zu Ihren Sätzen zurück und laden die Energie des Verzeihens in Ihr Herz ein. Stellen Sie sich vor, Ihre Widerstände auszuatmen und Vergebung einzuatmen. Diesen Teil der Übung sollten Sie mindestens zehn Minuten lang machen.

Anderen verzeihen: *Nehmen Sie nun Ihren Stift und das eine Blatt Papier zur Hand. Schreiben Sie die Namen der Liebhaber oder Liebhaberinnen auf, mit denen Sie noch eine Rechnung offenhaben. Beginnen Sie mit der Person, mit der Sie am meisten hadern, danach folgt die zweitgrößte ungeklärte Verletzung und so weiter. Lassen Sie sich Zeit. Wenn Ihnen ein Name nicht mehr einfällt, notieren Sie sich ein Stichwörter dazu, zum Beispiel »Strandbekanntschaft Mallorca« oder »Poolparty«, was auch immer Sie daran erinnert. Auch anonyme Liebeserlebnisse gehören dazu,*

*wenn sie in Ihnen einen bleibenden Eindruck hinterlassen
haben. Wenn Sie das Gefühl haben, alle Namen oder Stichwörter der Sexpartner beisammen zu haben, von denen Sie
verletzt worden sind oder durch die Sie Schmerzen erleiden
mussten, beginnen Sie Ihr Ritual.*

*Gehen Sie in Gedanken zur ersten Person auf Ihrem Zettel.
Projizieren Sie deren Bild in Ihr Herz, und behalten Sie es
eine Weile dort. Was immer jetzt an Widerständen in Ihnen
aufsteigt – atmen Sie es einfach aus. Atmen Sie Verzeihen
ein, und atmen Sie Zorn, Wut, Wehleidigkeit oder
Rachegefühle aus. Während dieser Vorgänge wiederholen
Sie im Geist folgendes Mantra: »Ich verzeihe dir den
Schmerz und das Leid, die du durch Worte und Handlungen
in mir ausgelöst hast. Ich verzeihe dir.« Atmen Sie dabei
ganz bewusst entspannt ein und aus, und lassen Sie alle
aufkommende Anspannung und alle aufsteigenden Gefühle
los. Der Bauch sollte während der ganzen Zeit möglichst
weich und locker bleiben.*

*Nehmen Sie sich genügend Zeit für diesen wichtigen
Prozess, und begegnen Sie allen Widerständen Ihres Geistes
mit den Techniken der Achtsamkeit: Kommt ein Gedanke
oder steigt ein Gefühl auf, würdigen Sie es und lassen es los.
Mit jedem weiteren Gedanken oder Gefühl verfahren Sie in
der gleichen Art und Weise. Erinnern Sie sich daran: Durch
Verzeihen heißen Sie das, was der andere getan hat, nicht
automatisch gut, Sie dürfen es nach wie vor niederträchtig,
gemein, kriminell oder bösartig finden. Sie vergeben der*

*anderen Person aber für ihre Unwissenheit, die sie so hat
sprechen oder handeln lassen. Damit treffen Sie eine für Ihre
seelische Gesundheit wichtige Entscheidung: Sie lassen nicht
zu, dass die Wunde Ihr Leben weiterhin negativ beeinflusst
und Sie im Kerker negativer Gefühle verstrickt hält.*

*Wenn Sie so weit sind, gehen Sie nun auf die gleiche Art mit
der zweiten Person auf Ihrem Zettel vor, danach mit der
dritten. Wenn zu viele Namen oder Stichwörter auf Ihrem
Zettel stehen, um sie an einem Abend aufzuarbeiten, haben
Sie zwei Möglichkeiten. Entweder Sie beenden den Teil
»Anderen verzeihen« und setzen ihn zu einem anderen
Zeitpunkt fort oder Sie projizieren die Bilder aller übrigen
Personen als eine Gruppe in Ihr Herz und sagen Ihr Mantra
im Plural auf: »Ich verzeihe euch den Schmerz und das Leid,
das ihr durch Worte und Handlungen in mir ausgelöst habt.
Ich verzeihe euch.« Für welche Version Sie sich auch
entscheiden – wichtig ist, dass Sie die Übung ganz zu Ende
machen.*

Um Vergebung bitten: *Nehmen Sie nun das zweite Blatt
Papier zur Hand, und schreiben Sie darauf die Namen der
Liebespartner oder Liebespartnerinnen auf, die Sie selbst
wissentlich oder unwissentlich durch Worte oder durch Ihr
Verhalten verletzt haben. Lassen Sie sich auch hierbei Zeit.
Möglicherweise sind es genau die gleichen Personen, die
Ihnen Schmerz und Leid zugefügt haben. Wenn Sie alle
Namen beisammen haben, stellen Sie die erste Person in Ihr*

*Herz. Hüllen Sie sie mit Liebe und dem Geist des Verzeihens
ein. Im Geiste wiederholen Sie dabei nun folgendes Mantra:
»(Name), bitte vergib mir. Verzeih mir all den Schmerz und
das Leid, die ich in dir mit Worten und Handlungen ausgelöst habe. Verzeih mir.« Atmen Sie weiter ganz bewusst
ein und aus. Akzeptieren Sie Ihre damalige Unwissenheit
und Ihre Engherzigkeit. Jeder Mensch macht Fehler, und
heute sind Sie nicht mehr die Person, die Sie damals waren.
Öffnen Sie Ihr Herz der Vergebung, um sich von diesem
Schmerz zu befreien. Wenn es für Sie stimmig ist, wiederholen Sie nach einigen weiteren Atemzügen die Worte: »Mir
ist verziehen, mir ist verziehen.« Lassen Sie Ihr ganzes
Wesen vom Geist des Verzeihens durchdringen.
Dann gehen Sie zur nächsten Person auf Ihrem Zettel über
und verfahren in der gleichen Art und Weise. Wenn Sie zu
viele Namen notiert haben, können Sie auch diesen Teil der
Übung unterbrechen und an einem anderen Tag weiter-
führen, oder Sie verkürzen ihn, indem Sie mehrere Personen
zusammenführen und als Gruppe in Ihr Herz stellen.
Beenden Sie die Übung immer in dem Bewusstsein, dass all
diesen Menschen gegenüber keine Schuld mehr zu begleichen
ist. Ihnen wurde vergeben, und Sie haben vergeben.
Bedanken Sie sich dafür mit einer leichten Verneigung.
Um Ihr Verzeihensritual zu beenden, atmen Sie noch einmal
ganz tief ein. Lassen Sie die Luft dann sehr langsam und
sehr sanft ausströmen und die Schultern dabei sanft sinken.
Dehnen und recken Sie sich, und genießen Sie das Gefühl*

der Befreiung, das sich jetzt in Ihrem Herzen ausbreitet. Die freigewordene Energie und die Freude über Ihre Erlösung von schweren Lasten schicken Sie mit dem folgenden Gebet in die Welt hinaus.

Das Versöhnungsgebet: *»Ich bitte um göttliche Liebesenergie für den Planeten Erde, damit Männer und Frauen sich die Hände reichen. Mögen sie damit das Ende der gegenseitigen Erniedrigung herbeiführen und sich in Herzensliebe vereinigen.«*
Beenden Sie Ihr Ritual, indem Sie die beiden Zettel mit den Namen verbrennen und anschließend die Kerze löschen.

DAS VERZEIHENSRITUAL FÜR PAARE

Mit diesem Ritual haben Sie die Möglichkeit, Ihre gegenwärtige Liebesbeziehung noch einmal neu zu beginnen, indem Sie alle ausgesprochenen und unausgesprochenen gegenseitigen Schuldzuweisungen und -vorwürfe vom Tisch schaffen und sich wieder offenen Herzens einander zuwenden. Sie brauchen dazu eine Kerze und zwei Blumenkränze, wie sie auf den Südseeinseln zu Festen getragen werden. Solche Hawai-Kränze gibt es im Partybedarf zu kaufen und im Internet zu bestellen.

Wenn Ihnen das zu banal erscheint, steht es Ihnen frei, sich selbst welche aus Seidenblumen oder aus echten Blüten zu basteln.

Bereiten Sie für Ihr Ritual einen Platz auf dem Boden vor, an dem Sie sich gegenübersitzen können. Legen Sie eine Decke aus, platzieren Sie zwei Sitzkissen darauf, oder benutzen Sie eine Gymnastikmatte, an deren beiden Enden Sie Platz nehmen können. Rings um Ihren Platz ziehen Sie einen Kreis – entweder mit Blütenblättern, hübschen Steinen, Schokoladenherzen oder was auch immer Ihnen passend erscheint. Es können auch Teelichter sein.

Nehmen Sie beide in dem Kreis Platz, und setzen Sie sich einander gegenüber. Stimmen Sie sich eine Weile schweigend auf die Situation ein, indem Sie ruhig in den Bauch atmen. Sagen Sie dann laut in Ihren eigenen Worten, was Sie vorhaben, zum Beispiel: »Lieber Peter, wir werden in diesem Kreis heute Abend ein Verzeihensritual abhalten, in dem wir uns gegenseitig die Verletzungen vergeben, die wir uns zugefügt haben.« Der Partner erklärt nun, dass auch er zu dem Ritual bereit ist, und bekräftigt sein Einverständnis mit einer Verbeugung.

Falten Sie nun beide die Hände, und legen Sie sich dann jeweils einen Blumenkranz über Ihre eigenen Hände. Sagen Sie dazu: »Jede Blüte auf diesem Kranz symbolisiert eine Erfahrung, die wir miteinander gemacht haben.«

Als Partner A beginnen Sie nun, den anderen um Verzeihung zu bitten. Dazu schließen Sie die Augen, visualisieren den

Partner und stellen ihn in Ihrer Vorstellung in Ihr Herz.
Hüllen Sie Ihren Partner mit Liebe und dem Geist des
Verzeihens ein. Wenn Sie innerlich bereit sind, öffnen Sie die
Augen. Schauen Sie Ihren Partner an, und sagen Sie laut zu
ihm: »(Name), bitte vergib mir. Verzeih mir all den Schmerz
und das Leid, die ich in dir mit Worten und Handlungen
ausgelöst habe. Verzeih mir.« Atmen Sie weiter ganz bewusst
ein und aus. Wenn Sie mögen, können Sie noch eigene Worte
hinzufügen und eine Wiedergutmachung anbieten, aber das
müssen Sie nicht. Viel wichtiger ist, dass Ihre Bitte wirklich
aus offenem Herzen kommt.
Als Nächstes ist nun Partner B an der Reihe, die Bitte
anzunehmen. Auch er schließt die Augen und stellt den
anderen in sein Herz. Er hüllt ihn ein mit Liebe und dem
Geist des Verzeihens. Nach einer Weile öffnet er die Augen,
schaut den anderen an und sagt: »Ich verzeihe dir den
Schmerz und das Leid, das du durch Worte und Handlungen
in mir ausgelöst hast. Ich verzeihe dir.« Nach einigen Schwei-
geminuten fügt er hinzu: »Und nun bitte ich dich um Verzei-
hung für den Schmerz und das Leid, das ich in dir durch
meine Worte und Taten ausgelöst habe. Bitte verzeih mir.«
Partner A ist nun an der Reihe, zu verzeihen. Er schließt die
Augen, stellt den anderen wieder in sein Herz und umhüllt
ihn mit Liebe und dem Geist des Verzeihens. Wenn er so
weit ist, sagt er: »Ich verzeihe dir den Schmerz und das Leid,
das du durch Worte und Handlungen in mir ausgelöst hast.
Ich verzeihe dir.«

*Schauen Sie einander nun wieder in die Augen. Zur
Bekräftigung Ihres Rituals und zur symbolischen Wieder-
vereinigung Ihrer Herzen hängt nun zuerst die Frau dem
Mann ihren Blütenkranz um den Hals, dann hängt der
Mann seinen Blütenkranz um den Hals der Frau.*
*Nach Ihrer Versöhnung als Paar können Sie die freigesetzte
Energie in Gedanken in die Welt hinausschicken und allen
Paaren zukommen lassen, die im Unfrieden miteinander
leben.*
*Beenden Sie Ihr Ritual mit einer Geste des Respekts und der
Dankbarkeit. Sie können sich voreinander verneigen, sich
umarmen oder einfach nur Danke sagen. Öffnen Sie danach
den Kreis, treten Sie heraus, löschen Sie die Kerzen und
lassen Sie das Erlebte noch eine Zeit lang in sich
nachklingen. Wenn Sie aufrichtig und mit offenem Herzen
dabei waren, wird sich ein Gefühl tiefen Friedens zwischen
Ihnen einstellen.*

Die Übung des Verzeihens kann Ihre Beziehung verändern. Sie
setzt eine Unmenge von Kräften frei, die Sie nun einsetzen können, um etwas wirklich Neues in Ihr Miteinander einzubringen.
Gleichzeitig haben Sie damit ein Tool zur Verfügung, das Sie
immer wieder einsetzen können, wenn zwischen Ihnen und Ihrem Partner oder Ihrer Partnerin etwas vorgefallen ist, für das
Sie aufrichtig um Verzeihung bitten möchten. Aufrichtigkeit
und Ernsthaftigkeit im Umgang miteinander sind die Voraussetzung, um miteinander zu wachsen.

Wie Mann und Frau sich göttlich liebten

Dieses Buch trägt den Untertitel »Wie Mann und Frau sich wieder göttlich lieben«. Vielleicht haben Sie sich beim Lesen dieser Worte gefragt, was das »wieder« darin wohl zu bedeuten hat. Haben sich Mann und Frau denn jemals göttlich geliebt? Schaut man sich die Mythen um uralte, längst verschollene Hochkulturen an, sieht es ganz danach aus. Ob in Shambala oder Shangri-La, in Atlantis oder in Lemurien – in unseren Legenden und auch in Märchen taucht immer wieder die Geschichte einer vielleicht auch nur erträumten frühen Zivilisation auf, die eine geradezu göttliche Art des Menschseins lebte.

Diese damaligen Wesen waren im vollen Vertrauen in die unendliche Kraft des Universums und wussten, dass alles, wohin das große Sein sie tragen würde, gut und richtig ist. Sie lebten in Liebe und nahmen voller Freude am Tanz der Schöpfung teil. Wenn sie am Morgen mit dem Impuls die Augen aufschlugen, drei Tage lang in Richtung Westen zu gehen, machten sie sich unverzüglich auf den Weg. Sie fragten nicht, warum sie gehen und was sie wohl am Ziel erwartete, sie gingen einfach. Genau in dem Augenblick, in dem sie am Ziel eintrafen, wussten sie erneut, was sie zu tun hatten, und widmeten sich dieser Aufgabe mit vollem Einsatz.

Zu keiner Sekunde stand die Frage im Raum, ob diese Arbeit wohl auch an einem anderen Ort oder zu einem anderen Zeitpunkt erledigt werden könnte. Zweifel und Zaghaftigkeit gab es nicht. Der Mensch ging auf ein Ziel zu, zu dem es ihn zog, er tat, wozu er sich veranlasst fühlte. Seine Instinkte waren voll ausgebildet, und er wusste, dass sein Leben einer höheren Absicht gewidmet war. Er versuchte nicht, auf rationale Weise zu verstehen.

Diese Menschen lebten im Hier und Jetzt, sie waren vollkommen in der Liebe. Sie lebten bewusst im Fluss des ständigen Wandels. Ihr Lebenssinn bestand darin, sich dem Leben hinzugeben und lebendig zu sein. Keine Frage, dass auch ihre Sexualität auf vollkommene Art gelebt wurde. Männer und Frauen vertrauten mit großer Selbstverständlichkeit den Regeln der Anziehung. Hatten sich zwei Menschen wie magisch angezogen, feierten sie bei der sexuellen Vereinigung auch die Vereinigung ihrer göttlichen Seelen. Ihre mystische heilige Hochzeit hob sie in ihrer menschlichen Entwicklung auf eine höhere Stufe empor. Die Partner hielten das Bewusstsein ihrer Göttlichkeit aufrecht, während sie sich liebten. Und sie nutzten die körperliche und seelische Vereinigung ganz bewusst als wunderbares Mittel zur Regenerierung: Ihre Körper liebten sich so ekstatisch, dass ihre Energiefelder dabei regelrecht aufloderten, sich gegenseitig befeuerten und erneuerten. Sie setzten göttliche Energie frei, erhellten und stärkten sich gegenseitig. Nach dem Liebesakt strahlten Mann und Frau wieder voller Schaffenskraft und Lebensfreude, sodass sie himmlisch zufrieden erneut ihren Aufgaben nachkommen konnten ...

Ich hoffe, dass diese Zeilen Sie inspiriert haben und Sie beim Lesen etwas von dem Zauber dieser magischen Welt in sich aufnehmen konnten. Wie Sie sehen, ist durch eine spirituell ausgerichtete Sexualität so manches Wunder möglich – und sei es nur in mythischer Vergangenheit. Immerhin haben uns die göttlich Liebenden von damals ein Erbe hinterlassen – eine Vision und eine Botschaft: Auch wenn es uns wohl kaum gelingt, zu Lebzeiten zu Göttern zu werden, können wir uns daran erinnern, wer wir sind. Es liegt an uns, uns beim Lieben zu heilen, zu nähren und zu erneuern. Nicht von ungefähr hat uns die Natur die Fähigkeit zu der süßesten, natürlichen, körperlichen Empfindung geschenkt, zu der zwei Menschen fähig sind. Das allein weist schon den Weg zu einer göttlichen Erfahrung.

Der britische Philosoph und Soziologe Theodore Zeldin hat einmal behauptet, die wirklich wesentlichen Veränderungen auf unserem Planeten werden künftig nicht mehr durch große Persönlichkeiten oder Massenbewegungen eingeleitet – es sind die Paare, die unsere Zukunft gestalten! Männer und Frauen wie Sie prägen also die Welt von morgen!

Mir macht das sehr viel Mut, weil es meine Beobachtung bestätigt. Allerdings würde ich dem gern noch hinzufügen, dass man nicht einmal Teil eines Paares sein muss, um die Welt zu einem besseren Ort zu machen. Jeder Mensch kann das, denn jeder lebt in Beziehungen. Letztlich geht es ja um eine neue Art der Begegnung zwischen Mann und Frau – und die gestalten wir alle täglich mit.

Viele Menschen möchten heute wahrhaftiger und lebendiger lieben. Sie sehnen sich nach Liebesbeziehungen, in denen sie wachsen und reifen können, Geborgenheit und Erfüllung finden und in denen sich der Magnetismus zwischen dem männlichen und dem weiblichen Pol immer wieder neu entfacht.

Solche Liebesbegegnungen machen uns aus tiefstem Herzen glücklich. Und genau das wünsche ich Ihnen!

Einladung

Sie haben in diesem Buch gelesen, was in Sachen Beziehung und Sex alles möglich ist. Nun lade ich Sie herzlich ein, die Inhalte des Gelesenen in Seminaren zu verinnerlichen und umzusetzen. Für Paare und für Einzelpersonen, die sich nach einer erfüllten Liebesbeziehung sehnen, biete ich einen geschützten Rahmen in der ländlichen Abgeschiedenheit meines Hauses in Niederbayern, in dem Sie tiefe persönliche Heilung als Frau oder Mann, als Partnerin oder Partner erfahren können. Mehr über dieses Angebot finden Sie auf der Website zu diesem Buch unter www.goettliches-paar-healing.de.

Mehr über mich und meine Arbeit finden Sie unter www.gerti-samel.de.

Danke!

Ich danke allen geistigen und irdischen Inspirationsquellen, die mich zu diesem Buch geführt und durch es hindurchgelenkt haben. Ihr gabt mir wahrhaft himmlische Unterstützung.

Darüber hinaus gebührt mein Dank allen Männern, die mich geprägt haben. Durch diejenigen, die mir gezeigt haben, was Liebe nicht ist, konnte ich lernen zu unterscheiden. Diejenigen, die mir Liebe geschenkt haben, brachten mich auf den Weg.

Herzlichen Dank an euch Frauen, die ihr mir beim Schreiben den Rücken gestärkt habt. Liebe Ingrid, unsere sonntäglichen Mutmach-Telefonate haben mir so viel Kraft gegeben. Liebe Yvonne, du konntest meine Gedanken lesen, noch bevor ich sie gedacht hatte. Liebe Ines, es tut so gut zu wissen, dass du an mich glaubst.

Danke auch an euch beide, Angela und Ali, ihr seid ein so wundervolles Paar. Bei euch habe ich mich wie zu Hause gefühlt. Ihr habt mich bekocht und geerdet und mir gezeigt, was tiefe Freundschaft bedeutet.

Nicht zuletzt danke ich der Frau, die beim Sex Gotteserfahrungen macht, ohne jemals ein Buch darüber gelesen zu haben. Sie macht diese Erfahrungen nicht, weil ihr Mann ein guter Liebhaber ist oder weil sie ihren Atem kreisen lässt, sondern weil sie auf dem Weg von *eros* zu *agape* schon ein gutes Stück vorangekommen ist. Dieser Frau danke ich von Herzen für ihr tiefes Wissen.

Und nun zu dir, mein lieber Benedict. Du hast es diesmal geschafft, mich wirklich in Ruhe arbeiten zu lassen. Das finde ich großartig. Wer weiß, vielleicht bist du ja einmal so weit, eines meiner Bücher bis zu Ende zu lesen. Danke, dass du mein Sohn bist, du bist ein wunderbarer Mensch.

Liebe Diane Zilliges, Ihre kluge Kritik, Ihr motivierendes Lob und Ihr professionelles Lektorat haben mich beeindruckt. Danke vor allem für Ihren zartfühlenden Umgang mit meiner Autorenseele.

Last but not least geht mein ganz besonderer Dank an meinen Verleger. Lieber Christian Strasser, danke für Ihr Vertrauen. Sie haben mir Mut gemacht, eines der wichtigsten Themen unserer Gesellschaft anzupacken. Möge dieses Buch die Liebe der neuen Zeit in die Welt tragen.

268

Literaturhinweise

Bucay, Jorge: Der innere Kompass, S. Fischer, Frankfurt am Main 2013

Chopra, Deepak: Heilung, Nymphenburger, München 2010

Christinger, Doris/Schröter, Peter: Vom Nehmen und Genommen werden, Piper, München, Zürich 2010

Deida, David: Erleuchteter Sex, Goldmann, München 2012

Govinda, Kalashatra: Tantra, Die hohe Schule der Sexualität, Ludwig Buchverlag, München 2000

Long, Barry: Sexuelle Liebe auf göttliche Weise, MB Verlag, Nürnberg 2001

Myss, Caroline: Im Kraftfeld der Seele, MensSana bei Knaur, München 2011

Pfau, Georg: Mann, Frau, Sex, Goldegg, Wien 2012

Reiche, Ulrike: Kundalini Yoga, O. W. Barth, Droemersche Verlagsanstalt, München 2012

Richardson, Diana: Slow Sex, Integral, München 2011

Samel, Gerti: Mehr Zeit, mehr Glück, mehr Leben, Gütersloher Verlagshaus, Gütersloh 2006

Samel, Gerti: Liebe in der neuen Zeit, Scorpio, München 2011

Standenat, Sabine: Wie Heilung geschieht, MensSana bei Knaur, München 2010

Thubten, Anam: Das Gras wächst von selbst, Windpferd, Oberstdorf 2013

Weiss, Sophie: Stolz & Demut, Piper, München 2013

Liebe ist das Erkennungs-merkmal, die Nahrung und die Essenz der künftigen Verbindung.

»Liebe ist radikal. Sie lässt nichts zu als Liebe.«
Gerti Samel

Reine, aus dem Herzen heraus gelebte Liebe ist bedingungslos. Sie lässt nichts zu, das aus selbstsüchtigen Motiven heraus entstanden ist. Mit dem Seelenpartner wird es möglich den Himmel auf Erden zu erleben. Der Kosmos stiftet jetzt vermehrt solche tiefen Verbindungen – sie sind die Vorboten der neuen Partnerschaft.

In diesem Buch geht es nicht um herkömmliche Paarprobleme oder um Lösungsvorschläge. Dieses Buch enthält eine Vision. Es zeigt die Liebe der Zukunft auf, an der man sich orientieren kann.

Mehr über unsere Bücher
www.scorpio-verlag.de

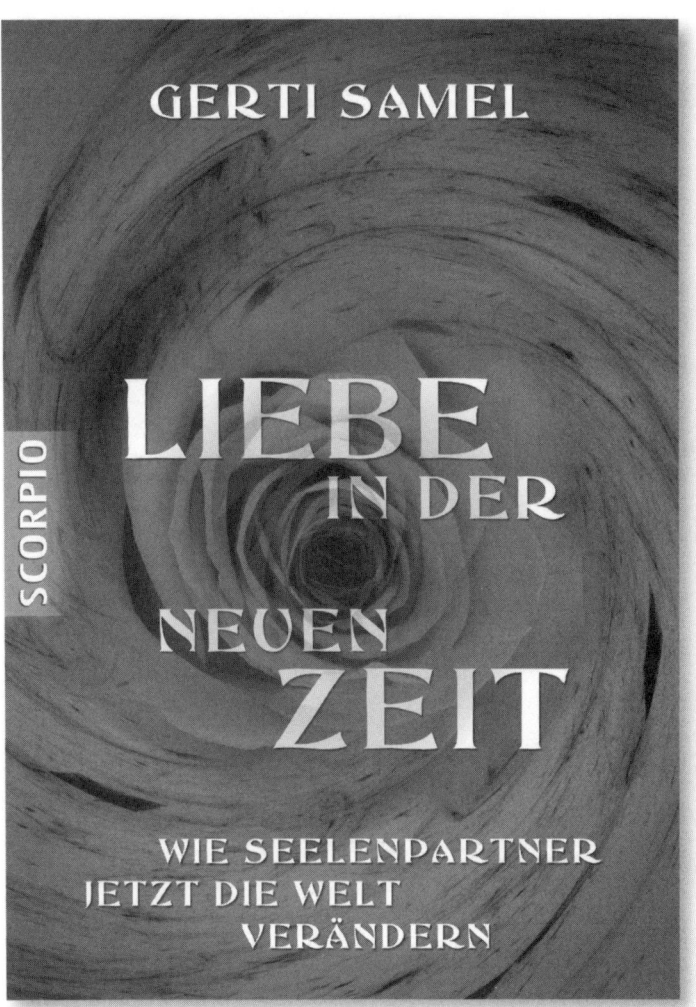

GERTI SAMEL

SCORPIO

LIEBE IN DER NEUEN ZEIT

WIE SEELENPARTNER JETZT DIE WELT VERÄNDERN

270 Seiten, geb. mit Schutzumschlag
ISBN 978-3-942166-12-6

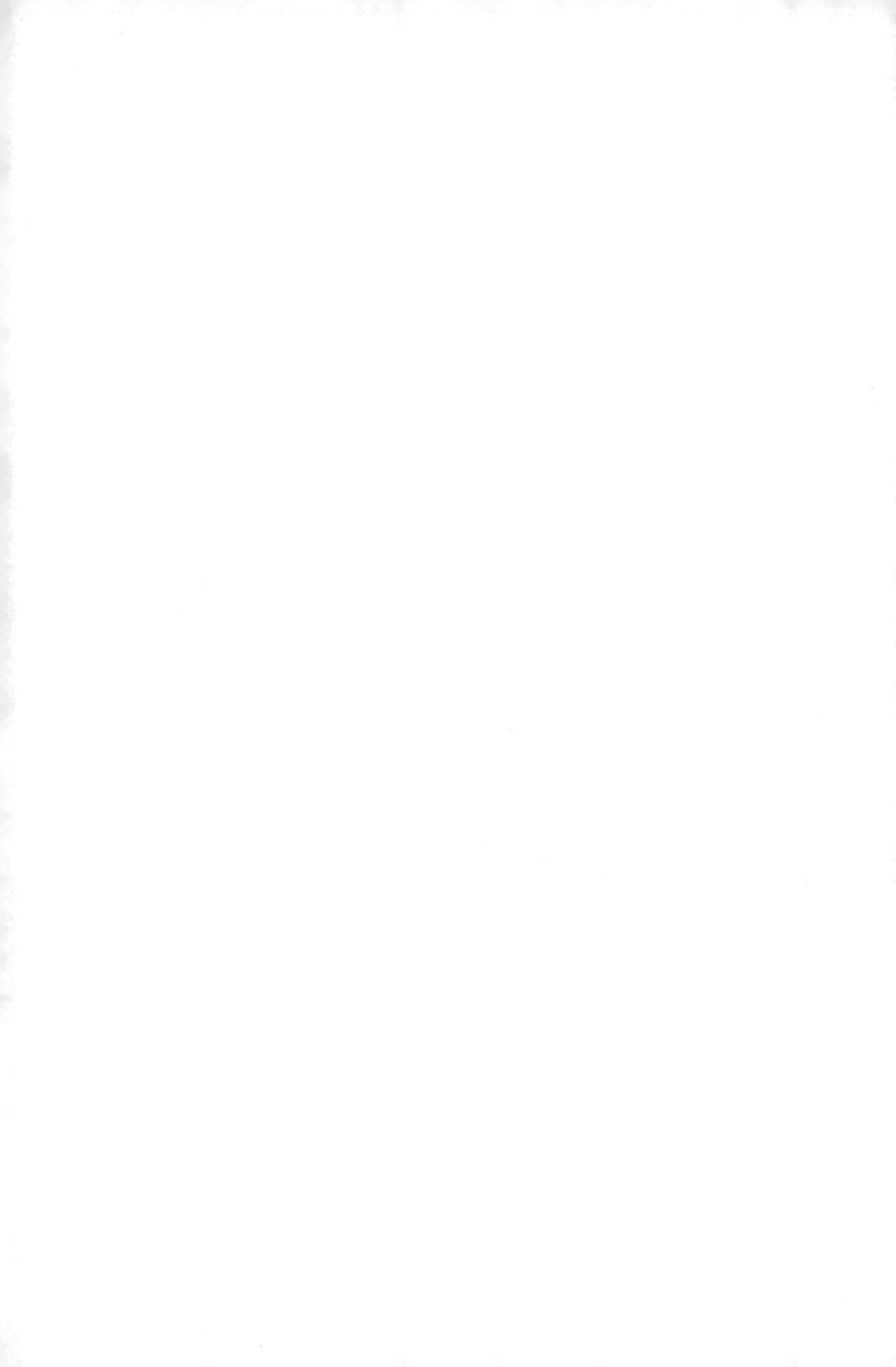